Taschenbücher
Allgemeinmedizin

Geriatrie
Psychiatrie

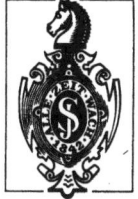

Geriatrie

Von Hans Franke
unter Mitarbeit von
Wilmar Chowanetz und Axel Schramm

Mit 19 Abbildungen

Psychiatrie

Von Hanns Hippius

Mit 2 Abbildungen

Springer-Verlag
Berlin Heidelberg New York 1979

Professor Dr. Hans Franke
Direktor der Medizinischen Universitäts-Poliklinik
Klinikstraße 8
D-8700 Würzburg

Dr. Wilmar Chowanetz
Medizinische Universitäts-Poliklinik
Klinikstraße 8
D-8700 Würzburg

Dr. Axel Schramm
Medizinische Universitäts-Poliklinik
Klinikstraße 8
D-8700 Würzburg

Prof. Dr. Hanns Hippius
Direktor der Psychiatrischen Klinik
der Universität München
Nußbaumstraße 7
D-8000 München 2

ISBN-13:978-3-540-09476-0 e-ISBN-13:978-3-642-81361-0
DOI: 10.1007/978-3-642-81361-0

CIP-Kurztitelaufnahme der Deutschen Bibliothek.
Franke, Hans:
Geriatrie / von Hans Franke. Unter Mitarb. von Wilmar Chowanetz u. Axel Schramm.
Psychiatrie / von Hanns Hippius. – Berlin, Heidelberg, New York : Springer, 1979.
ISBN-13:978-3-540-09476-0 (Berlin, Heidelberg, New York) brosch.;

NE: Hippius, Hanns: Psychiatrie

Das Werk ist urheberrechtlich geschützt. Die dadurch begründeten Rechte, insbesondere die der Übersetzung, des Nachdruckes, der Entnahme von Abbildungen, der Funksendung, der Wiedergabe auf photomechanischem oder ähnlichem Wege und der Speicherung in Datenverarbeitungsanlagen bleiben, auch bei nur auszugsweiser Verwertung, vorbehalten.
Bei Vervielfältigungen für gewerbliche Zwecke ist gemäß § 54 UrhG eine Vergütung an den Verlag zu zahlen, deren Höhe mit dem Verlag zu vereinbaren ist.
© Springer-Verlag Berlin Heidelberg 1979

Die Wiedergabe von Gebrauchsnamen, Handelsnamen, Warenbezeichnungen usw. in diesem Werk berechtigt auch ohne besondere Kennzeichnung nicht zu der Annahme, daß solche Namen im Sinne der Warenzeichen- und Markenschutz-Gesetzgebung als frei zu betrachten wären und daher von jedermann benutzt werden dürften.

Inhalt

H. Franke

Geriatrie 1

Einleitung 3

1.	**Allgemeine Geriatrie**	5
1.1.	Definition der Begriffe Gerontologie und Geriatrie	5
1.2.	Die verschiedenen Phasen des Lebensablaufes	5
1.3.	Lebenserwartung, soziologische und medizinische Probleme der Betagten	7
1.4.	Charakteristika der gesunden Betagten	9
1.4.1.	Allgemeine Gesetze der Alterung	9
1.4.2.	Biologisches und kalendarisches Alter	10
1.5.	Charakteristika bei älteren Kranken	12
1.5.1.	Betreuung in somatischer, psychischer, sozialer und rehabilitativer Hinsicht	12
1.5.2.	Multimorbidität und Polypathie	13
1.5.3.	Die Krankheiten im Alter	14
1.5.4.	Krankheitsanfälligkeit und Rekonvaleszenzdauer	15
1.6.	Richtlinien der Anamneseerhebung bei Betagten	17
1.7.	Untersuchung alter Patienten	18
1.7.1.	Allgemeine Richtlinien	18
1.7.2.	Körperliche Untersuchung	18
1.7.3.	Technische und laborchemische Untersuchungen	21
1.8.	Allgemeine Therapierichtlinien im höheren Alter	23
1.9.	Ernährung des Menschen im höheren Lebensalter	30
1.9.1.	Bedeutung der Calorienbilanzierung im Alter	30
1.9.2.	Spezielle Richtlinien für die Ernährung des alten Menschen ..	31
1.10.	Rehabilitation der Älteren	33
1.10.1.	Möglichkeiten und Grenzen der Rehabilitation älterer Menschen	33
1.10.2.	Rehabilitation im engeren Sinne	35

1.10.3.	Rechtliche Grundlagen der Rehabilitation in der Bundesrepublik Deutschland	39
1.11.	Altenpflege in der geriatrischen Praxis	39
2.	**Ausgewählte Kapitel aus der speziellen Geriatrie**	**45**
2.1.	Herz und Kreislauf	45
2.1.1.	Zum Begriff des sog. Altersherzens	45
2.1.2.	Angina pectoris	47
2.1.3.	Herzinfarkt im höheren Alter	48
2.1.4.	Herzinsuffizienz im Alter	49
2.1.5.	Herzrhythmusstörungen bei Betagten	50
2.2.	Lunge	52
2.2.1.	Die physiologischen Altersveränderungen der Lunge	52
2.2.2.	Das bronchitische Syndrom im höheren Alter	54
2.2.2.1.	Ätiologie und Pathogenese	54
2.2.2.2.	Therapie des bronchitischen Syndromes	55
2.3.	Besonderheiten der Neurologie und Psychiatrie	57
2.3.1.	Vitalitätsgrad und geistige Funktionen	57
2.3.2.	Psychiatrische Affektionen im höheren Alter	58
2.3.2.1.	Das hirnorganische Psychosyndrom im Alter	58
2.3.2.2.	Die akuten Verwirrtheitszustände alter Menschen	59
2.3.3.	Neurologische Krankheiten im Alter	59
2.3.4.	Therapie neuro-psychiatrischer Erkrankungen	60
2.3.4.1.	Behandlung der Begleitaffektionen und Risikofaktoren	60
2.3.4.2.	Neurologische, psychiatrische und soziale Betreuung	60
2.3.4.3.	Medikamentöse Behandlung	61
2.3.5.	Schlaf- und Wachverhalten der Betagten	61
2.3.6.	Gibt es Verjüngungsmittel?	61
Literatur		63
Weiterführende Literatur		65

H. Hippius
Psychiatrie 67

Einleitung 69

1. Die Basis psychiatrischer Befunderhebung: das ärztliche Gespräch . . 71

2. Der diagnostische Prozeß 73
2.1. Psychopathologische Symptome – psychopathologischer Querschnittsbefund 73
2.2. Psychopathologische Syndrome 75
2.3. Zur Unspezifität psychopathologischer Syndrome 80
2.4. Verlaufsgesichtspunkte 81
2.5. Erweiterung der Krankheitsgeschichte zur Lebensgeschichte . . 82
2.6. Charakterisierung der prämorbiden Persönlichkeit 83
2.7. Die körperliche Untersuchung 84
2.8. Abschluß des diagnostischen Prozesses 85
2.8.1. Multifaktorielle Interpretation der Syndromgenese (mehrdimensionale Diagnostik) 85
2.8.2. Psychiatrische Systematik und nosologische Diagnosen 87
2.8.3. Psychiatrische Diagnostik als Basis des Behandlungsplans . . . 93

3. Diagnostische, differentialdiagnostische und therapeutische Hinweise bei den verschiedenen psychopathologischen Syndromen 94
3.1. Bewußtseinsstörungen *(evtl. Notfall!)* 94
3.2. Rausch *(evtl. Notfall!)* 95
3.3. Dämmerzustand *(evtl. Notfall!)* 96
3.4. Verwirrtheitszustand *(evtl. Notfall!)* 96
3.5. Delir (delirantes Syndrom) *(Notfall!!!)* 98
3.6. Intelligenzstörungen 100
3.7. Gedächtnisstörungen 101
3.8. Wesensänderung 102
3.9. Depressives Syndrom 103
3.10. Dysphorisches Syndrom 109
3.11. Angst-Syndrom 109
3.12. Phobisches Syndrom 111
3.13. Zwangs-Syndrom (anankastisches Syndrom) 112
3.14. Gehemmt-apathisches Syndrom 113
3.15. Neurasthenisches Syndrom 115
3.16. Autistisches Syndrom 115
3.17. Manisches Syndrom 116
3.18. Erregungszustand *(Notfall!!!)* 118

3.19.	Depersonalisations-Syndrom	123
3.20.	Hypochondrisches Syndrom	125
3.21.	Syndrom der Wahnstimmung	126
3.22.	Paranoides Syndrom	127
3.23.	Halluzinatorisches Syndrom	132
3.24.	Dissoziales Syndrom	133
3.25.	Süchtiges Verhalten	134
3.26.	Syndrome abweichenden Sexualverhaltens	134
3.27.	Suizidalität *(Notfall!!!)*	134
3.28.	Syndrom der gestörten körperlichen Befindlichkeit ohne gleichzeitige psychopathologische Auffälligkeiten	137

Literatur ... 138

Sachverzeichnis ... 139
Geriatrie ... 139
Psychiatrie ... 144

Zeichenerklärung:

▶ diagnostische Angaben
■ Therapieangaben
● Laborangaben

Wir leben so lange es Gott bestimmt hat,
aber es ist ein großer Unterschied,
ob wir im Alter jämmerlich wie Hunde leben,
oder wohl und frisch
und dafür vermag ein kluger Arzt

>(J. W. von Goethe: Kanzler von Müller,
>Unterhaltungen mit Goethe)

Geriatrie

von Hans Franke
unter Mitarbeit von W. Chowanetz und A. Schramm

Einleitung

Die vorliegenden Ausführungen haben das Ziel, die allgemeinen Grundsätze der Altersheilkunde und die für die Praxis wichtigsten Krankheiten im höheren Lebensalter darzulegen. Trotz des Angebotes hervorragender geriatrischer Lehrbücher (s. Literaturverzeichnis) läßt nach unserer Erfahrung das Wissen auf dem Gebiete der Altersheilkunde bei manchen Ärzten in der Praxis, und vor allem bei den Medizinstudenten, noch zu wünschen übrig.
Der Grund liegt zum Teil darin, daß die geriatrische Ausbildung an den deutschen Universitäten, mit gewissen Ausnahmen, stiefmütterlich behandelt wird. Die Geriatrie gewinnt jedoch aus vielerlei Gründen zunehmend an Bedeutung, vergleichbar mit der sich um die Jahrhundertwende zum selbständigen Fach entwickelnden Pädiatrie.
Der praktizierende Arzt muß sich heute mehr als früher mit den Belangen gesunder und kranker Betagter beschäftigen. Statistische Erhebungen lassen eine erhebliche absolute und relative Zunahme älterer und alter Patienten in den ärztlichen Praxen erkennen. Da in Deutschland vielerorts geriatrische Kliniken und Abteilungen fehlen, ist der Arzt gezwungen, geriatrische Aufgaben soweit wie möglich selbst zu bewältigen. Dabei hat sich in der modernen Geriatrie ein gewisser Wandel von der vorwiegend kurativen zur präventiven und rehabilitierenden Medizin vollzogen. Wir haben uns deshalb bemüht, in besonderen Kapiteln unserer Abhandlung dieser veränderten Situation Rechnung zu tragen.
Die neuzeitliche Altersheilkunde ist bestrebt, die Jahre der zu betreuenden alten Menschen mit sinnvollem Leben zu erfüllen, also mit allen Methoden der Geriatrie lebenswert zu machen, und nicht nur ein Leben in Gebrechlichkeit zu verlängern. In ähnlicher Form drückte es bereits 1762 Jean-Jaques Rousseau in seinem Roman »Emile« aus, als er schrieb, »nicht der Mensch hat am meisten gelebt, welcher die höchsten Jahre zählt, sondern derjenige, welcher sein Leben am meisten empfunden hat«.

1. Allgemeine Geriatrie

1.1. Definition der Begriffe Gerontologie und Geriatrie

Die Wissenschaft trennt heute die Begriffe »Gerontologie« und »Geriatrie«. Als Lehre von den Altersvorgängen ist die **Gerontologie** der Oberbegriff. Sie beschäftigt sich mit den Problemen des Alterns bei Mensch und Tier schlechthin. Die **Geriatrie** hingegen ist die **Altersheilkunde,** d. h. jener Zweig der Medizin, der sich mit den psychologischen, sozialen, präventiven, klinischen und therapeutischen Belangen der Älteren, meistens der über 65jährigen, befaßt. Nur in Zusammenarbeit von klinisch erfahrenen Allgemeinärzten mit Psychologen, Sozialmedizinern, Soziologen, Internisten, Psychiatern, Orthopäden, Chirurgen, Otologen, Ophthalmologen und anderen Fachvertretern sind die vielseitigen geriatrischen Aufgaben lösbar.

1.2. Die verschiedenen Phasen des Lebensablaufes

Zum Verständnis aller diagnostischen und therapeutischen Maßnahmen in der Geriatrie ist ein kurzer Überblick über das Wesen des physiologischen und pathologischen Alterungsprozesses in somatischer, psychologischer und soziologischer Hinsicht unerläßlich.
Was den somatischen Alterungsprozeß anbetrifft, altert der Mensch im Laufe seines Daseins von der Geburt bis zum Tode. Hierfür hat der Altmeister der Geriatrie M. Bürger den Begriff der Biomorphose geprägt. Die ersten Jahre und Jahrzehnte des menschlichen Lebensablaufes stehen unter den besonderen Gesetzen der **Entwicklung und des Wachstums** (Tabelle 1). In dieser ersten Lebensphase befinden sich Säuglinge, Kleinkinder und Adoleszenten bis zum Abschluß des Knochenwachstums, d. h. bis zum 24.–25. Jahr. Demgegenüber stellt sich im **Reifealter** von 25 bis 45 bzw. 50 Jahren eine Periode des biologischen Gleichgewichtes ein. Mit dem 50. Lebensjahr beginnt das eigentliche Altern: auf die **Rückbildungsphase** von 50 bis 65 Jahren folgt ab dem 65. Lebensjahr die sog. **Greisenperiode**, die mit dem natürlichen Tode abschließt. Die äußerste Grenze, an der das menschliche Leben bei vitalen Personen im höchsten Alter ausschließlich aus Gründen der Seneszenz – wie bei einer aus-

brennenden Kerze – erlischt, liegt bei 112–115 Jahren. Alle Literaturangaben über Altersrekorde jenseits von 115 Jahren, speziell in den sog. »Weltbastionen« der Langlebigkeit (Südkaukasus, Vilcabamba in Ecuador und Hunzaregion im Westhimalaya), sind mangels aus der Geburtszeit stammender authentischer Dokumente nicht glaubhaft.

Je nach dem erreichten Alter spricht man nach der Definition der Weltgesundheitsorganisation vom alternden (50 bis 60 Jahre), älteren (61 bis 75 Jahre), alten (76 bis 90 Jahre) und sehr alten Menschen (91 bis 100 Jahre) sowie den Langlebigen über 100 Jahre.

Die Geriater bezeichnen die Periode des im täglichen Berufsleben stehenden Menschen als zweites Leben. Der Zeitabschnitt des Rückbildungsalters vom 50. bis 65. Jahr ist Domäne der Gerohygiene. Mit dem Pensionsalter beginnt das dritte Leben eines Menschen.

Die Geriatrie hat das Ziel, dem alten Menschen in seinem letzten Lebensabschnitt einen ungetrübten Lebensabend zu bereiten und die ihm vom Schicksal noch gewährten Jahre möglichst lebenswert zu gestalten.

1.3. Lebenserwartung, soziologische und medizinische Probleme der Betagten

Die höhere Lebenserwartung des einzelnen (derzeitige mittlere Lebenserwartung bei weiblichen Neugeborenen in Westdeutschland 72–73 Jahre, beim männlichen Geschlecht 68–69 Jahre) und die Zunahme des Anteils der Betagten an der Gesamtbevölkerung stellen unsere Generation vor große volkswirtschaftliche und medizinische Probleme. Während 1871 nur 4,4% der Gesamtbevölkerung des damaligen Deutschen Reiches über 65 Jahre zählte, nahm innerhalb von hundert Jahren deren prozentualer Anteil auf etwa 13,5% (1974) zu (Abb. 1). Derzeit sind fast 9 Millionen der westdeutschen Bürger älter als 65 Jahre, wobei der Anteil der Frauen (5,4 Mill.) mit 16,7% den der über 65jährigen Männer (3,3 Mill.) mit 11,1% überwiegt. Nach bevölkerungsstatistischen Untersuchungen (Mikat, 1975) wird der Anteil der 65jährigen und älteren voraussichtlich bis 1980 noch ansteigen und danach wieder abnehmen (Abb. 2). Speziell stellen die alleinstehenden älteren Frauen innerhalb der Altenbevölkerung ein erhebliches geriatrisches Problem dar; so lebten Ende 1976 in der Bundesrepublik Deutschland unter den über 65jährigen Bürgern 3,2 Mill. Witwen und nur 605000 »Witmänner«.

In den letzten 50 Jahren ist es in der modernen Volksgemeinschaft zu einer Umstrukturierung der traditionellen Bindungen mit dem Resultat einer gewissen sozialen Abwertung der alten, weniger leistungsfähigen Menschen gekom-

Tabelle 1. Die Phasen des menschlichen Lebensablaufes. (Modifiziert nach W. Ries, Zu den Beziehungen zwischen Altern und Krankheit: Z. inn. Med. *31*, 85, 1976)

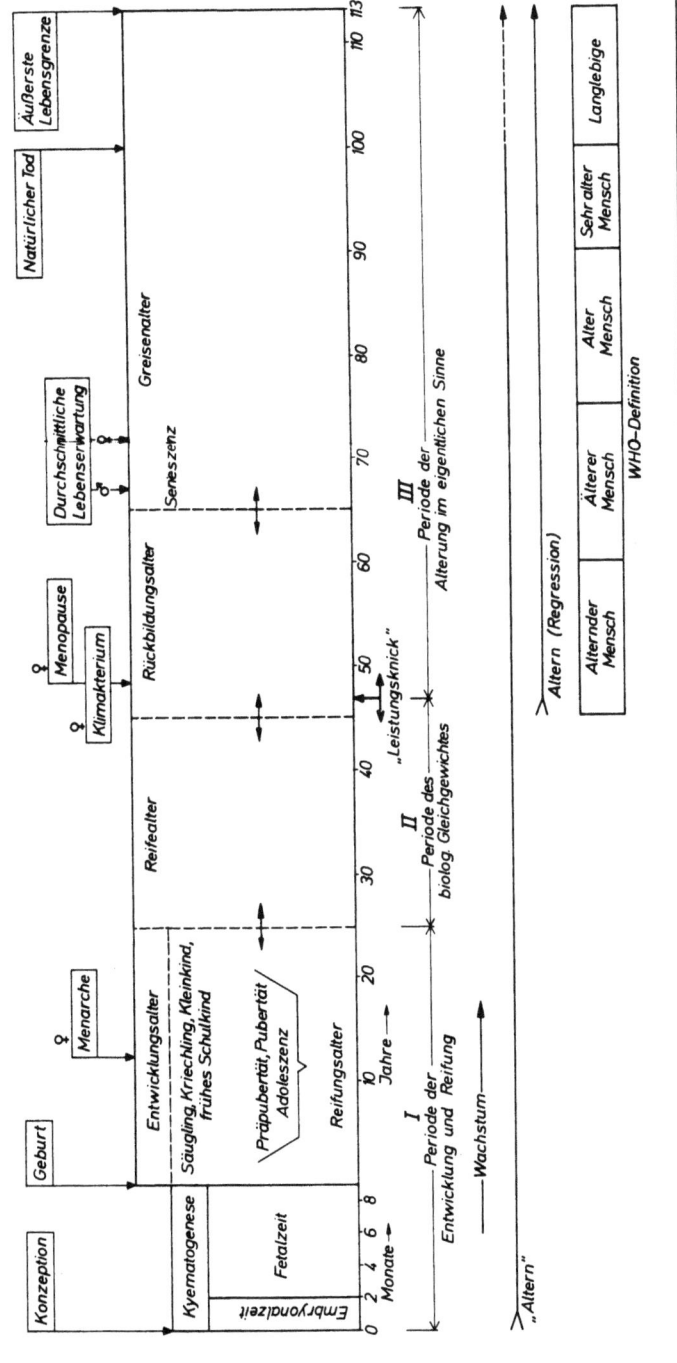

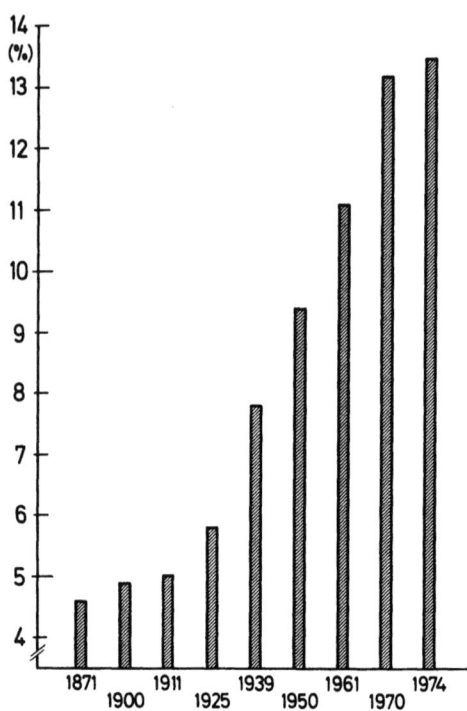

Abb. 1. Prozentualer Anteil der Alten (über 65 Jahre) an der Gesamtbevölkerung zwischen 1871 (Deutsches Reich) und 1974 (Bundesrepublik). (Nach Brandlmeier, 1976)

men. Die frühere Großfamilie mit familiärer Integrierung der Betagten ist inzwischen zur Kleinfamilie mit Isolierung der Alten geworden. Mit der Pensionierung scheiden auch die rüstigen Betagten aus der aktiven Berufswelt aus und gelangen in eine Isolationssituation, die beim Verlust des Ehepartners besonders deutlich zutage tritt. Die wertvolle Lebenserfahrung der älteren Generation gilt heute bei der Jugend häufig als antiquiert; hierdurch wird das Sozialprestige des alten Menschen gemindert.

Die medizinischen Bedürfnisse der Betagten über 65 Jahre sind derzeit groß, und es muß in Zukunft wegen vermehrter Krankheitsanfälligkeit mit einem noch größeren Aufwand an ärztlichen und pflegerischen Leistungen gerechnet werden. Die Bettenbelegung durch ältere Patienten in Krankenanstalten ist größer, als ihrem Anteil an der Allgemeinbevölkerung entspricht. So sind in den Akutkrankenhäusern etwa 20%, in psychiatrischen Kliniken gegen 50% und in Krankenheimen für chronisch Erkrankte über 70% der Betten mit 65jährigen und Älteren belegt.

Die Quantität und Qualität der Leiden und Krankheiten im höheren Alter stellt uns Ärzte vor größere somatische, psychische, soziale und rehabilitierende Aufgaben als die Betreuung von Jüngeren.

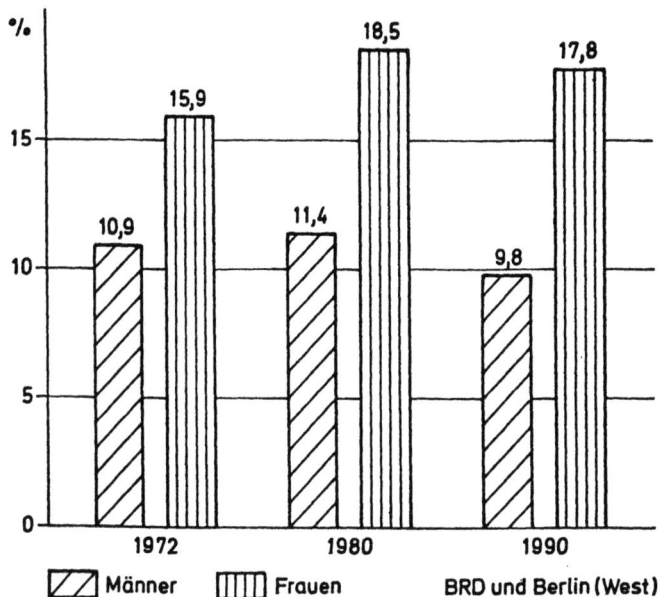

Abb. 2. Anteil der Senioren (65 Jahre und älter) an der Gesamtbevölkerung. (Nach B. Mikat: Zur Häufigkeit alter Menschen in der Bundesrepublik Deutschland und in Westberlin. In: Alter und Langlebigkeit; 7. Bad Sodener geriatrisches Gespräch, S. 57–68. Stuttgart-New York: Schattauer 1975)

1.4. Charakteristika der gesunden Betagten

1.4.1. Allgemeine Gesetze der Alterung

Das Verhalten der Greise in gesunden und kranken Tagen ist durch bestimmte Eigenarten gekennzeichnet.

Das Altern des Gesamtorganismus und seiner Organe vollzieht sich proportional zur verstreichenden Lebenszeit, wobei jedoch, speziell beim Auftreten von Krankheiten, Alterungsschübe, z. B. in Form von vorzeitigen atherosklerotischen Organveränderungen, auftreten können. Auf den physiologischen Alternsprozeß pfropfen sich erfahrungsgemäß Altersleiden und Krankheiten auf, wobei sich Altern und Krankheiten gegenseitig beschleunigen. Eine Reihe von somatischen und psychischen Merkmalen erlauben es, den alternden Menschen von einem jungen Individuum zu unterscheiden, sodaß man das Lebensalter abschätzen kann: die gebückte Körperhaltung mit verlangsamter Motorik, das Dünner- und Runzlig-Faltigwerden der Haut, das Lichter- und Weißwerden der Haare, die Veränderung in der Persönlichkeitsstruktur sowie die verringerte Anpassungsfähigkeit an die wechselnden Umweltbedingungen.

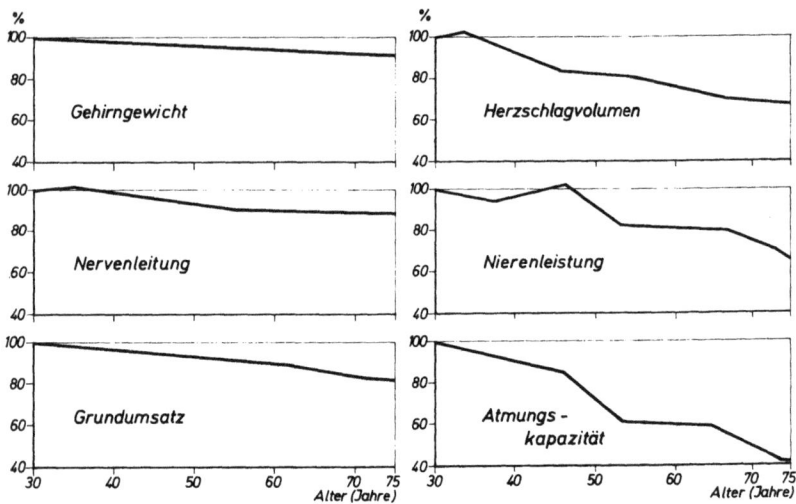

Abb. 3. Abnahme der Parameter Gehirngewicht, Nervenleitung, Grundumsatz, Herzschlagvolumen, Nierenleistung und Atmungskapazität mit zunehmendem Alter (Franke, H.: Was lehren uns Hundertjährige? Frankfurt/M.: Polytechnische Gesellschaft 1975)

Abb. 3 zeigt die bei einem durchschnittlich alternden Menschen im Laufe des Lebens eintretende Abnahme des Gehirngewichtes, der Nervenleitungsgeschwindigkeit, des Grundumsatzes, des Herzschlagvolumens, der Nierenleistung und der Atmungsfunktion.

Nach den bis vor einigen Jahrzehnten geltenden Anschauungen amerikanischer Psychologen sollen auch folgende Funktionen mit zunehmendem Alter nachlassen: sexuelle Potenz, Gedächtnisleistung, sprachliche Ausdrucksfähigkeit und Ausmaß des produktiven Denkens. Moderne psychologische Forschungen, speziell aus dem Bonner Arbeitskreis um Thomae (1973), haben jedoch zeigen können, daß diese Defizitmodelle mancher medizinischer und psychologischer Parameter mit zunehmendem Alter in vielen Fällen, speziell bei Altersgesunden, nicht zutreffen (Lehr, 1974). So kann man ältere Personen mit 70 und 75 Jahren finden, die höchst rege und auch in psychischer Hinsicht noch sehr leistungsfähig sind.

1.4.2. Biologisches und kalendarisches Alter

Für die Bewertung des körperlichen und geistigen Zustandes bei gesunden und kranken Menschen, speziell bei Betagten, spielt das sog. **biologische Alter** eine größere Rolle als das **kalendarische.** Die Spielbreite auf diesem Gebiet ist beachtlich und durch folgende zwei Extreme gekennzeichnet:

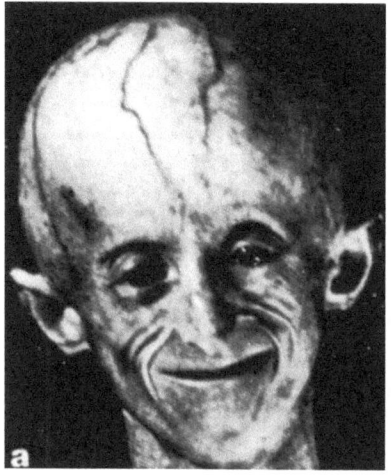 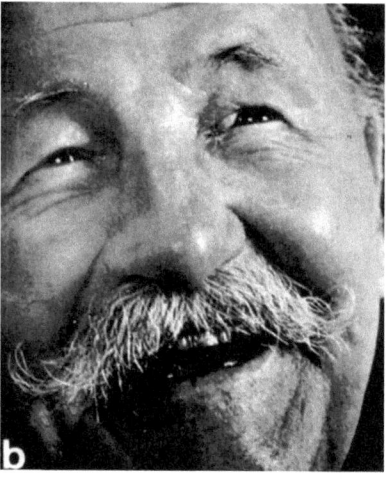

Abb. 4a: Habitustyp beim Hutchinson-Gilford-Syndrom mit vorzeitiger Gesamtvergreisung bei einem 14¼jährigen Knaben (Patient erlag mit 15¾ Jahren einem Herztod bei fortgeschrittener schwerster Gefäßsklerose): Beobachtung von H. R. Wiedemann: Progerie. Arch. Kinderh. (Stuttg.) *135*, 169 (1948)

Abb. 4b: Bild eines 103jährigen rüstigen ehemaligen Gewerkschaftssekretärs (M. D.)

1. Die greisenhaften Jugendlichen mit einer Progerie nach Art des Hutchinson-Gilfordschen Syndromes sind aus konstitutionellen Gründen gegenüber ihrem Kalenderalter biologisch extrem vorgealtert; sie sterben bereits vor dem 20. Lebensjahr an Cerebral- bzw. Coronarsklerose (Abb. 4a).
2. Die meisten der von uns untersuchten rüstigen über 100jährigen zeigen im Sinne jugendlicher Greise ein biologisch jüngeres Verhalten, als es ihrem Kalenderalter entspricht (Abb. 4b).

Die Unterschiede zwischen kalendarischem und biologischem Alter sind bedingt:
1. durch Erbmasse und Konstitution
2. durch äußere Lebensbedingungen wie
   a) Auftreten von Risikofaktoren (Rauchen, Hyperlipidämie),
   b) Krankheiten (Hochdruck, Diabetes mellitus, Krebs u. a. m.),
   c) Unfälle.

Nach klinisch-geriatrischer Erfahrung ist das biologische und nicht das kalendarische Alter für den Beginn, den Ablauf, die Therapie und die Genesungszeit eines jeden Krankheitsbildes, speziell in höheren Lebensstufen, maßgeblich.
Welchen Gesundheitszustand weist eine Durchschnittsbevölkerung in den westlichen zivilisierten Ländern auf?
Nach einer Untersuchung des amerikanischen Nationalen Gesundheitsamtes

konnten nur 26% der 65- bis 74jährigen und nur 16% der über 75jährigen als regelrecht gesund bezeichnet werden. Die Hauptursachen der eingeschränkten Aktivität der über 65jährigen sind Herzleiden (21,9%), rheumatische Affektionen (20,2%), Seh- und Hörbehinderungen (9,1%), Hochdruckleiden (7%), psychische und nervöse Störungen (5,8%) und in 5,4% Behinderung der unteren Gliedmaßen und der Hüften.

1.5. Charakteristika bei älteren Kranken

1.5.1. Betreuung in somatischer, psychischer, sozialer und rehabilitativer Hinsicht

Die klinischen Charakteristika der Krankheiten im höheren Alter stellen die Grundlage der Diagnostik und der Therapie in der Geriatrie dar.

Im Alter hat man es mit einer gehäuften Entstehung von Leiden und Krankheiten im Sinne einer **Polypathie bzw. Multimorbidität** zu tun. Diagnostik und Therapie von Krankheiten im Alter müssen diese Grundtatsache berücksichtigen.

Die Krankheitssituation bei Betagten wird häufig durch mitbeteiligte **psychische** Veränderungen kompliziert. Als Beispiel sei die nächtliche Unruhe von cerebralsklerotischen Greisen erwähnt, die mit ihrer Desorientiertheit häufig der Schrecken der Familie, aber auch der Krankenhäuser sind. Bei starker Ausprägung können diese Störungen nur mit Hilfe des Geropsychiaters gelöst werden.

Die Probleme des chronisch Kranken im höheren Alter werden heute nicht selten durch **soziale** Faktoren erschwert. So ist z. B. das medizinische Vorgehen bei Betagten weitgehend von sozialen Einflüssen wie Pflegebedürftigkeit und Art der Unterkunft in der Familie, in Heimen, Pflegestationen oder geriatrischen Kliniken abhängig.

Neben den therapeutischen Maßnahmen bei Krankheiten im Alter sind **Prävention und Rehabilitation** Hauptaufgaben der Geriatrie.

Unter Prävention versteht man alle Maßnahmen, die bereits bei Gesunden vorzeitige Altersveränderungen verhindern sollen, wie z. B. Gerohygiene, Vorsorgeuntersuchungen, Beachtung von Risikofaktoren.

Während einer langen Krankheitsdauer mit Bettlägerigkeit können bei Betagten häufig die noch normal funktionsfähigen Körperpartien verkümmern und Komplikationen auftreten (wie z. B. Decubitus, Osteoporose, Kreislaufdysregulation).

Aus diesem Grunde sind in jeder Phase der Erkrankung eines Betagten Rehabilitationsmaßnahmen mit zu berücksichtigen:

a) durch allgemeine Maßnahmen (Lagerung, Pflege, Ernährung u. a. m.),
b) gezielt bei bestimmten Erkrankungen (Lähmungen, Knochenbrüchen bei Altersosteoporose, Gelenkversteifungen etc.).

1.5.2. Multimorbidität und Polypathie

Mit fortschreitendem Alter wird der Organismus anfälliger gegenüber schädigenden Umwelteinflüssen. Es werden nicht nur Krankheiten häufiger, sondern es nehmen auch die Krankheits- und Rekonvaleszenzdauer mit dem Alter zu. Bei der Manifestation einer Krankheit des alternden Menschen überlagern sich meist gleichzeitig mehrere Organaffektionen und bedingen ein zunehmend buntes Bild. Im Senium hat man es mit einer mannigfachen Zahl von Leiden und Krankheiten im Sinne einer **Polypathie (Mehrfachleiden)** oder **Multimorbidität (Vielfachkrankheiten)** zu tun.

Das allgemein gelehrte diagnostische Prinzip, subjektive Symptome und objektive Krankheitszeichen auf einen einzigen krankhaften Prozeß zurückzuführen, gilt bei hochbetagten Personen nicht mehr. Nach einer Gegenüberstellung der

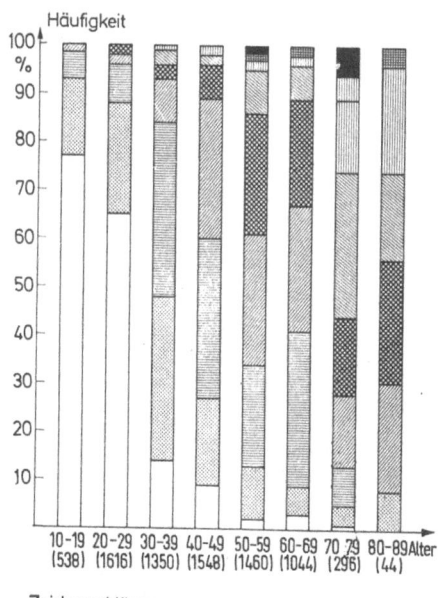

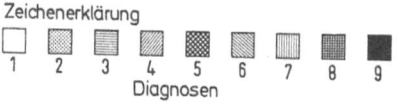

Abb. 5. Anzahl der Diagnosen in den einzelnen Altersstufen, in Klammern () die absolute Anzahl der untersuchten ambulanten Patienten

Diagnosenzahl bei einem ambulanten und stationären Beobachtungsgut der Medizinischen Universitäts-Poliklinik Würzburg in Beziehung zum Lebensalter (Abb. 5) nehmen die im höheren Alter bei einem Kranken erhobenen Befunde fast proportional mit den Dezennien zu. Ähnlich verhält es sich mit der Zahl der bei der Autopsie eines Betagten gefundenen Läsionen. Danach ist die Manifestation multipler Affektionen im höheren Alter die Regel und die einer einzigen die seltene Ausnahme! Dieses Problem der Multimorbidität ist jedoch nicht nur für die Diagnostik, sondern auch für die Therapie betagter Patienten von Bedeutung.

In 60% der Alterspolypathie handelt es sich im Sinne von Rössle (1923) um sog. begleitende oder »komitierende«, meist ruhende, sich zunächst nicht beeinflussende Affektionen; d. h. bei ein und demselben Greis z. B. um eine Arthrosis deformans, ein Emphysem und ein Gallensteinleiden bei latenter Coronarsklerose. Derartige Altersgebrechen können jedoch durch hinzukommende Infekte, aber auch durch stärkere seelische Belastungen, sofort »dekompensieren«. Bei solchen hochbetagten Patienten ist eine genaue Berücksichtigung der sich gegenseitig beeinflussenden pathologischen Vorgänge der verschiedenen vorliegenden Altersgebrechen und Krankheiten von seiten des Arztes unabdingbar.

Beispiel: Bei greisen Patienten mit einer cerebralen Gefäßsklerose ist die Großhirnleistung viel stärker von der Herzfunktion abhängig als bei jüngeren Personen (Schulte u. Tölle, 1972). Bei solchen Patienten beseitigt mitunter die abendliche Therapie mit Strophanthin oder Digitalis oder einer Coffeingabe das psychotische Bild eher als die kritiklose Anwendung der modernen Psychosedativa, die nur vorübergehend Abhilfe schaffen.

Mit zunehmendem Alter verschiebt sich im Rahmen der Multimorbidität die Wertigkeit der einzelnen Krankheitskombinationen. Während bei unter 40jährigen die Infektionen das Bild der Multimorbidität beherrschen, treten bei über 60jährigen die Herz- und Kreislaufaffektionen immer stärker in den Vordergrund.

1.5.3. Die Krankheiten im Alter

Es bestehen klinische Unterschiede zwischen den in das höhere Alter »mitgenommenen Krankheiten« und den primären »Krankheiten im Alter«.

In das fortgeschrittene Alter mitgenommene Krankheiten haben zum Teil schon Jahrzehnte früher begonnen, wie z. B. ein Diabetes mellitus, ein chronisches Asthma bronchiale oder ein periodisch rezidivierendes Magengeschwür. Diese Affektionen sind nicht selten durch altersbedingte Krankheitsverläufe und Komplikationen gekennzeichnet, wie z. B. die Tendenz zur Malignität einer jahrzehntelang rezidivierenden Colitis ulcerosa.

Primäre Krankheiten im Alter haben hingegen erst in den späteren Dezennien begonnen und zeichnen sich häufig durch eine wenig ausgeprägte, abortive Symptomatik aus.

Die wichtigsten primären Krankheiten des Alters im Sinne von Gsell sind:
1. Arteriosklerose
2. Arthrose
3. Emphysem
4. Diabetes mellitus
5. Alterskrebs
6. Prostatahypertrophie
7. cerebrovasculäre Insuffizienz
8. Dementia senilis
9. Altersstar
10. Altersschwerhörigkeit.

Das Maß der Beeinträchtigung des Gesundheitszustandes der alten Menschen durch Krankheit hängt sehr davon ab, welche Organe betroffen sind: ein 60jähriger mit einem schmerzhaften Hüftgelenksleiden (Malum coxae senile) ist stärker beeinträchtigt als ein 80jähriger mit einem sog. »Altersherzen«. Bei alten Leuten können erhebliche chronische Organveränderungen und Funktionsstörungen erstaunlich lange, sogar Jahrzehnte hindurch bis zu einem Alter von mehr als 100 Jahren mit einem durchaus erträglichen Leben vereinbar sein. Arteriosklerose und Involution des Organismus im Alter schließen Langlebigkeit nicht aus, solange keine lebenswichtigen Organe betroffen werden und ein gewisses Maß an Vitalität erhalten bleibt. Die Lokalisation der Arteriosklerose bei alternden Menschen bestimmt ihre klinische Bedeutung. Harmlose Alterssklerosen an Brustaorta bzw. Bauchaorta stehen lebensbedrohlichen Coronarsklerosen gegenüber.

Der Vorgang des Alterns, die sog. »Biorheuse« nach Ehrenburg bzw. Bürger kann manche klinische Krankheitsbilder bei Greisen kaschieren und bis zur Unkenntlichkeit entstellen. Besonders abdominelle Affektionen, wie z. B. die akute Appendicitis und der Typhus abdominalis, zeichnen sich bei Hochbetagten nicht selten durch eine verschleierte Symptomatik des akuten Abdomens mit nur geringer Temperatursteigerung aus.

1.5.4. Krankheitsanfälligkeit und Rekonvaleszenzdauer

Das Altern ist nicht, wie die Römer behaupteten, eine Krankheit per se, »senectus ipsa morbus« (A. P. Terentius), sondern ein physiologischer Vorgang. Der Organismus ist jedoch im fortgeschrittenen Alter in Folge seiner verminderten Widerstandskraft **anfälliger für Krankheiten,** speziell für Infekte. Mit zunehmendem Alter nimmt nicht nur die Krankheitshäufigkeit zu (s. oben:

Multimorbidität), sondern auch die **Leidensdauer** und die Länge der **Rekonvaleszenzperiode**.

Nach amerikanischen Statistiken der National Health Survey werden 65- bis 75jährige während 34 Tagen im Jahr durch Krankheiten in ihrer gewohnten Beschäftigung behindert. Dieser Personenkreis verbringt durchschnittlich 11 Tage im Jahr aus Krankheitsgründen im Bett. Die Leistungsfähigkeit der über 75jährigen Personen wird mehr als 45 Tage im Jahr durch Krankheit eingeschränkt. Die Bettlägerigkeit erhöht sich in dieser Altersgruppe auf 19 Tage im Jahr.

Die gleiche Beobachtung trifft auf Genesungszeit und Heilungsdauer nach schweren Krankheiten zu. Die Rekonvaleszenzperiode beträgt z. B. nach schwerer Influenza bei 10- bis 45jährigen etwa 3 bis 4 Wochen, bei 50- bis 70jährigen etwa 9 bis 10 und bei 71- bis 90jährigen etwa 12 bis 20 Wochen. Während sich z. B. bei einem 10jährigen eine 20 cm^2 große Hautwunde in 20 Tagen schließt, benötigt ein 30jähriger für die gleiche Leistung 41, ein 60- bis 80jähriger etwa 100 Tage (s. Abb. 6).

Ob die Abheilung von innerlichen Wunden (»Wunden« z. B. im Sinne eines Magengeschwürs oder eines Herzinfarktes) von ähnlichen Gesetzmäßigkeiten beherrscht wird, ist derzeit noch nicht gesichert, jedoch anzunehmen.

Eine Tatsache ist jedoch wissenschaftlich belegt: die durch einen Herzinfarkt bedingten **Komplikationen** wie Herzinsuffizienz, kardiogener Schock, Embo-

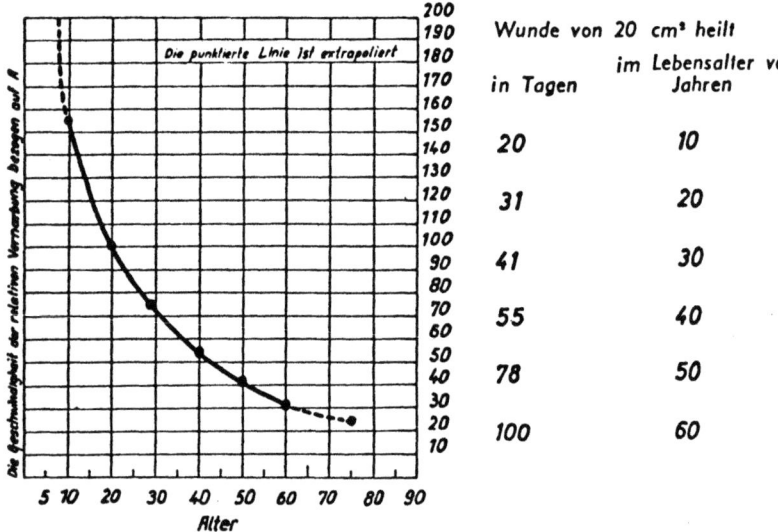

Abb. 6. Die Geschwindigkeit des Wundheilungsvorganges als Funktion des Alters. Die Kurve setzt sich zusammen aus Variationen des Koeffizienten A (»Konstante« der physiologischen Wiederherstellung). Rechts Beispiele, die aus dieser Kurve abgeleitet sind. (Nach du Noüy). (Aus G. Hegemann: Wundheilung und Wundbehandlung. In: Lehrbuch der Chirurgie. H. Hellner, R. Nissen, K. Vossschulte (Hrsg.). 2. verb. Aufl. Stuttgart: Thieme 1958)

lien und Arrhythmien verlaufen mit zunehmendem Alter schwerer. So steigt die Letalität des Herzinfarktes von 23% im 5. Lebensjahrzehnt auf 40% bei 70jährigen und Älteren an (Schettler u. Anschütz, 1965). Deshalb halte man sich als Arzt an folgende Regel:

> *Je älter der Patient ist, desto vorsichtiger schätze man seine Arbeitsfähigkeit nach einer überstandenen Krankheit ein.*

1.6. Richtlinien der Anamneseerhebung bei Betagten

Die bei älteren Personen zu erhebende Anamnese läßt im Vergleich mit jüngeren Erwachsenen manche Besonderheiten und Schwierigkeiten erkennen. Man begegne älteren Kranken – selbst wenn sie Anzeichen einer geistigen oder körperlichen Schwäche zeigen – stets mit gebührender Achtung (also nicht: »liebe Oma«, »du Alter, sag mal«).

Die Aufnahme der Vorgeschichte gestaltet sich je nach der Vitalität der Betagten unterschiedlich. Bei relativ rüstigen Personen (Vitalitätsstufe I) und bei älteren Patienten mit mehr oder weniger stark ausgeprägten chronischen Krankheiten, aber mit klarem Verstand (Vitalitätsstufe II), macht im allgemeinen die Erhebung einer gezielten Anamnese keine Schwierigkeiten, wenn auch nicht selten Gedächtnislücken festzustellen sind. Bei der Gruppe der frühzeitig Gealterten mit mangelnder Kooperation, bei den Bettlägerigen, Siechen mit Schwerhörigkeit und Geistesschwäche (Vitalitätsstufe III) kann das Erforschen der Vorgeschichte schwierig, ja mitunter nur unter Zuhilfenahme der Angehörigen oder der Heimschwester möglich sein.

So erfordert die Anamneseerhebung bei reduzierten älteren Personen viel mehr Zeit und Geduld als bei Jüngeren. Dabei beachte man gewisse Regeln (Caird):

1. Bei Schwerhörigkeit des Betagten muß langsam und sehr deutlich gesprochen und ihm ermöglicht werden, Gesicht und Lippen des Sprechers zu sehen.
2. Alle Fragen sollen eindeutig und einfach formuliert sein, um Mißverständnissen vorzubeugen.
3. Anamnestisch faßbare Beschwerden müssen bei älteren Patienten häufig anders gewertet werden als bei Jüngeren: der im höheren Alter nicht selten nachlassende Organschmerz kann z. B. einen Herzinfarkt oder eine Appendizitis übersehen lassen.

Die Interpretation der Anamnese ist bei geriatrischen Patienten aus drei Gründen besonders wichtig:

1. Man kann relativ rasch den Geisteszustand, die intellektuellen Fähigkeiten und den Vitalitätsgrad abschätzen; dabei ist bei den Siechen speziell auf anamnestische Zeichen von Depression, Demenz oder Verwirrungszuständen zu achten. Eine diesbezüglich gute Anamnese ist für die Diagnose, Therapie und vor allen Dingen die Rehabilitationsmöglichkeit von betagten Patienten von großem Wert.
2. Man gewinnt wertvolle Einblicke in die sozialen Verhältnisse der Betagten (Unterbringung, familiäre Unterstützung, Isolation, Rechtsbeziehungen, Frage der Geschäftsfähigkeit, Zukunftspläne).
3. Die Daten der Anamnese bestimmen den weiteren Weg der gezielten somatischen Untersuchung alter Patienten.

1.7. Untersuchung alter Patienten

1.7.1. Allgemeine Richtlinien

In diesem Kapitel beschränken wir uns auf die geriatrischen Belange im Rahmen einer gezielten körperlichen und labortechnischen Prüfung mit dem Ziel, ein Maximum an geriatrisch wichtigen Informationen zu gewinnen. Eine dem Vitalitätszustand angepaßte und gezielte Prüfung der verschiedenen Organsysteme ist viel sinnvoller und erfolgreicher als eine schematisch vorgenommene Untersuchung.

Grundsatz: Man bewahre besonders ältere Patienten vor unnützen und nicht unbedingt notwendigen Untersuchungen und richte das Spektrum an Untersuchungsmethoden nach dem diagnostischen Wert des zu erwartenden Ergebnisses aus. Bei alten Patienten sollen alle belastenden und vor allen Dingen invasiven Untersuchungsverfahren, die keine wesentlichen therapeutischen Konsequenzen erbringen, unterbleiben; es sei denn, sie sind für die Durchführung differenzierter Behandlungsverfahren unerläßlich, wie z. B. die Probeexcision von krankhaft vergrößerten Lymphknoten zur histologischen Untersuchung. Man wird aber z. B. von einer Bronchoskopie zur Bestätigung eines inoperablen Bronchialkrebses oder von einer Nierenbiopsie bei Betagten im allgemeinen absehen.

1.7.2. Körperliche Untersuchung

Bei der allgemeinen körperlichen Untersuchung achte man zunächst auf Hautfarbe und Hautturgor, z. B. strohgelb (Neoplasie), subikterisch (M. Biermer), ikterisch-graugelb (Nierenaffektion) oder braun (Hämosiderose). Dehydrationsgrad und Hautturgor schätze man an der Hautfalte der lateralen Wangenpartie bei Betagten ab. Sorgfältiges Forschen nach Lymphadenopathien als Hinweis auf Carcinome oder Hämoblastosen: supraclaviculäre Zone (»Virchow-Drüse«), Nacken, Achselhöhlen, Leisten; Konsistenz- und Adhärenzprüfung der Lymphknoten (alte Tbc). Prüfung des Mundes und des Gebisses (atrophische Zungenschleimhaut mit Verdacht auf Gastritis; künstliches Gebiß und dessen Funktionsfähigkeit, kariöse Zähne, Kieferatrophie bei Zahnlosigkeit). Stets Palpation der Brüste bei Frauen im Hinblick auf evtl. vorhandene Geschwülste.

Bei Erkrankungen des **Herz- und Kreislaufsystems** sind wiederholte Kontrollen des Blutdruckes bei Betagten angezeigt, da spätere Messungen oft einen annähernd normalen Wert zeigen. Häufig ist eine Herzvergrößerung vorhanden. Die Herztöne und Herzgeräusche sind wegen eines Lungenemphysems nicht selten schlecht hörbar. Systolische Geräusche bei Aortensklerose (häufig) können schwer von denen bei Mitralinsuffizienz (seltener) unterscheidbar sein. Häufiger Befund: Herzrhythmusstörungen in Form von Flimmer-Arrhythmie und Extrasystolie (eine larvierte Hyperthyreose bei autonomem Schilddrüsen-Adenom wird als Ursache der absoluten Arrhythmie häufig übersehen!). Das EKG ist eine wertvolle Routineuntersuchung zur Diagnose von Arrhythmien, Ischämien und latenten Herzinfarkten; so sind z. B. bei alten Patienten schmerzlose und mit unspezifischer Symptomatik abgelaufene Myokardinfarkte häufig!

Bei der Untersuchung des **Atmungssystems** achte man auf die Altersthoraxstarre bei Kyphose und Skoliose, Anzeichen eines Emphysems, Auftreten von Kurzatmigkeit mit oder ohne Cyanose, Zeichen von chronischer Bronchitis und Asthma, Bronchiektasen oder chronischer Lungenstauung. Basale bronchitische Geräusche, speziell im Bereich der linken Lunge, können ohne jede pathologische Veränderung vorhanden sein. Rasselgeräusche rechts basal lassen immer den Verdacht auf beginnende Linksherzinsuffizienz aufkommen. Eine Herzinsuffizienz ist im höheren Alter zwar häufig, aber nicht die einzige Ursache von Beinödemen bei Betagten: Hypoproteinämie (im Alter relativ häufig), mechanisch bedingt bei längerer Immobilisation, Arthritis und larvierte Thrombophlebitiden sind als weitere Ursachen auszuschließen.

Bei der Palpation des **Abdomens** ist bei dünnen alten Menschen eine rigide gewundene Aorta abdominalis tastbar; sie darf nicht mit einem Tumor verwechselt werden. Dasselbe trifft für Skybala zu, die sich häufig im Colon descendens ansammeln. Eine ausgeprägte abdominelle Querfalte spricht für ein Kürzerwerden des Probanden, z. B. in Folge Zusammensinkens der Wirbelsäule bei Osteoporose und Bandscheibenverschmälerungen. Man sollte immer rectal untersuchen, auch um die Ursache der im höheren Alter so häufigen Verstopfung abzuklären; dabei achte man besonders auf das Vorliegen eines Mastdarmtumors sowie beim Mann auf die Prostata und bei der Frau auf ausgedehnte Tumoren der Geschlechtsorgane. Mitunter ist es schwierig, zwi-

schen hart eingedickten Kotmassen im Rectum und einem Carcinom zu unterscheiden. Dann sind Einlauf und rectoskopische Kontrolle angezeigt. *Der Nachweis von Hämorrhoiden schließt andere Blutungsquellen nicht aus!*
Bei der Prüfung des **Geisteszustandes und des Nervensystems** ist folgendes zu beachten: Orientiertheit über Zeit und Ort; Unterscheidung zwischen Altgedächtnis (häufig gut erhalten) und Merkfähigkeit (nicht selten gestört; »müssen Sie bereits einen Merkzettel beim Einkaufen benutzen?«); man forsche nach depressiven Tendenzen, Angstzuständen und Störungen des Schlafrhythmus und der Vigilanz (durchschnittliche Wachheit des Bewußtseins), gekennzeichnet durch häufiges Einnicken am Tag und nächtliche Unruhe. Man beachte als Ausdruck einer cerebralen Insuffizienz: Zittern, Dysmetrie, Paresen, Störung der Sensibilität, larvierte Aphasie.
Der sog. Kopffalltest nach Wartenberg (1952) ist für die Erkennung eines latenten M. Parkinson im höheren Alter wertvoll.

Der Patient liegt ohne Kissen flach auf dem Rücken; der Arzt hält seine Hand unter den leicht angehobenen Kopf des entspannten Kranken. Beim plötzlichen Fallenlassen des Schädels fällt bei Altersgesunden der Kopf in die Hand des Untersuchers, beim Parkinson-Patienten nur sehr langsam oder gar nicht.

Die physiologischen Reflexe sind beim gesunden alten Menschen unverändert erhalten; jedoch braucht das Fehlen der Sehnenreflexe, speziell der Achillessehnenreflexe, noch keinen Hinweis auf neurologische Ausfälle zu bedeuten. Pupillenreflexe können bei oft engen Pupillen durch lokale Störungen, wie z. B. grauer und grüner Star, gestört sein und deuten deshalb noch nicht auf eine neurologische Störung hin.
Bei der Prüfung des **Bewegungsapparates** achte man auf das Vorliegen von Polyarthrosen (Heberdensche Knoten an den Fingergelenken, Bouchardsche Knoten an den proximalen Interphalangealgelenken). Verwechslungsmöglichkeit ist gegeben mit inaktiver alter rheumatischer Arthritis (dabei: positiver Gänsslenscher Handgriff mit Schmerzen beim Zusammendrücken des Handgelenkes) und der Arthritis urica. Bei Betagten mit gelenkbedingter Fallneigung wird oft ein latenter Schenkelhalsbruch übersehen. Rückenschmerzen, speziell der Lendenwirbelsäule, sind bedingt durch
1. Osteoporose,
2. Osteochondrose und gehen oft mit
   Empfindlichkeit der Sacroiliacalgegend einher.

Man forsche nach der im Alter häufigen Polymyalgia rheumatica an Schulter und Beckengürtel, evtl. in Kombination mit einer Hortonschen Arteriitis temporalis (Untersuchung der Schläfenarterien!).
Häufig findet man die verschiedenen Formen von degenerativem »Rheumatismus«: abgesehen von der oben erwähnten Polyarthrosis z. B. eine Rhizarthrose (Arthrose zwischen Os multangulum majus und Metacarpale I), Coxarthrose, Gonarthrose, Wirbelsäulenarthrose und Hyperostose, speziell bei älteren Zuk-

kerkranken. Knochendeformationen am Schienbein (Säbelscheidentibia) und Schädel können wichtige Hinweise auf einen M. Paget geben.
Urogenitalsystem: Man übersehe nicht die häufig schmerzlose »Überlaufblase« mit Harnretention als wichtigen abdominellen Tastbefund. Die häufigsten Ursachen der Harninkontinenz bei Betagten sind: lokale Faktoren, Infektion der Harnwege, Prostataleiden, senile Vaginitis, Tumoren. Allgemeine Ursachen der Harninkontinenz sind: Traumata, Hypoxämie, Vergiftung, Infektionen und Verwirrungszustände. Anhand der Farbflecken auf dem Hemd der Betagten prüfe man die Farbe des Urins.

1.7.3. Technische und laborchemische Untersuchungen

Zu den Routineuntersuchungen älterer Patienten gehört die Röntgendurchleuchtung des Brustkorbes und die Anfertigung einer Thoraxaufnahme von vorne und von der Seite, weil manche Lungenaffektionen, wie z. B. eine Herdpneumonie, bei Fehlen von sonstigen physikalischen Zeichen nur auf diese Art zu erkennen sind. Wegen der Gebrechlichkeit und Immobilität Betagter kann eine Radiographie sowohl den Patienten als auch das röntgenologische Untersuchungsteam erheblich belasten. So ist zunächst die orale Barium-Magen-Darmpassage als Untersuchung informativer als die wegen chronischer Verstopfung schlecht durchführbare Irrigoskopie. Manche radiologischen Besonderheiten bei Betagten wie die cervicale Osteochondrose und die Colondivertikulose sind wegen ihrer Häufigkeit von geringerem Krankheitswert.
Die Blutkörperchensenkungsgeschwindigkeit kann bei Betagten leicht erhöht sein, ohne daß hierfür immer eine Ursache gefunden werden kann. Bei sehr hohen Werten untersuche man stets die Serum-Elektrophorese und die Quantität der Immunglobuline, evtl. auch die Immunelektrophorese, zum Ausschluß eines Paraproteins (Myelom oder M. Waldenström). Selbst Höchstbetagte tolerieren eine notwendige Sternalpunktion relativ gut.
Die Beurteilung des mittleren Zellvolumens der Erythrocyten ist wertvoll, um die zwei häufigsten Typen der Anämie im Alter zu erkennen:
1. Hypochrome Anämie bei Eisenmangel und Carcinomen,
2. Megaloblastische Anämie bei Perniciosa und atypischen Krebsen.
In vielen Fällen reicht die Bestimmung der Erythrocytenzahlen und des Hämoglobins aus.
Die Zählung der weißen Blutzellen ist in der Geriatrie im allgemeinen zur Abklärung von Infekten wenig hilfreich, da die Leukocytose bei Entzündungen im Alter begrenzt ist. Eine Ausnahme stellen selbstverständlich die notwendigen Leukocytenkontrollen bei Leukämie im Alter dar.
Zahlreiche Laborparameter weichen beim älteren, noch als gesund anzusehenden Probanden von den Normalwerten bei jüngeren Personen ab, ohne daß man die veränderten Werte schon als pathologisch einordnen könnte.

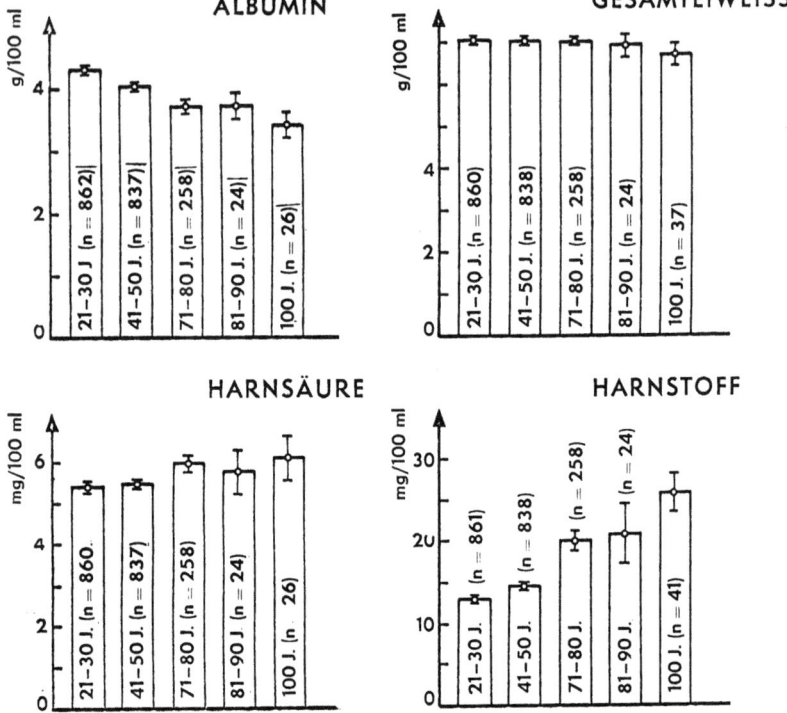

Abb. 7. Blutchemische Parameter im Alter: Albumin, Gesamteiweiß, Harnsäure und Harnstoff bei einer Gruppe von 21–30jährigen, bei 41–50jährigen, 71–80jährigen, 81–90jährigen und bei über 100jährigen

In größeren Vergleichskollektiven sind in dem Verhalten blutchemischer Befunde in den verschiedenen Altersgruppen gewisse Gesetzmäßigkeiten bzw. Altersabhängigkeiten erkennbar. Zu diesem Zweck haben wir die Mittelwerte ($\bar{x} \pm s_x$) von 12 blutchemischen, im Autoanalyzerverfahren ermittelten Parametern bei 7941 Probanden der Altersgruppen zwischen 21 und 110 Jahren berechnet und miteinander verglichen. Das Ergebnis der statistischen Prüfung läßt sich folgendermaßen zusammenfassen: Die Durchschnittswerte von Harnsäure und Harnstoff im Serum nehmen von der Jugend bis zu den Höchstbetagten der über 100jährigen stetig zu, die von Calcium und vor allem Albumin kontinuierlich ab (Abb. 7).

Der Anstieg des Serum-Harnstoffes, z. T. auch des Kreatinins, ist auf die mit zunehmendem Alter nachlassende Nierenfunktion zu beziehen. Einige blutchemische Parameter wie Natrium, Kalium, Chlorid und Bicarbonat, sowie die Werte der SGOT, von Phosphat, Bilirubin und Gesamteiweiß ändern sich bis zum 80. Lebensjahr kaum. Beim Cholesterin, der LDH, der alkalischen Phosphatase und z.T. auch beim Blutzucker erreichen die Mittelwerte um das 8. Dezennium ein Maximum und gehen bei den Höchstbetagten wieder zurück. Die normale Immunfunktion nimmt mit dem Alter ab. Während die Immunglobuline IgG und IgA mit zunehmendem Alter ansteigen, nimmt der Spiegel von IgM ab. Eine altersabhängige Störung der Immunfunktion prädisponiert zur Autoimmunität, zu Immunkomplex-Erkrankungen und zum Auftreten von Malignomen (Platt).

Die Deutung von laborchemischen Befunden bei **kranken** Betagten ist durch die Interaktion von Krankheitsvorgängen im Rahmen der Multimorbidität und durch die Einwirkung der Therapie kompliziert. Speziell die sog. Trägerproteine des Blutserums nehmen im Alter ab; hierdurch werden auch die Plasmakonzentrationen solcher Substanzen verringert, die überwiegend an bestimmte Serumproteine gebunden sind, wie z.B. Calcium (gebunden an Albumin), Thyroxin (thyroxinbindendes Globulin, Praealbumin) und Serum-Eisen (Transferrin). Als Beispiel einer Therapieauswirkung ist das Auftreten einer Hypokaliämie und Hyponatriämie infolge diuretischer Maßnahmen anzuführen. Trotz Interpretationsschwierigkeiten ist die routinemäßige Prüfung bestimmter blutchemischer Parameter bei älteren Patienten zur Erfassung einer Reihe behandelbarer Krankheiten, speziell der Osteomalacie, der Schilddrüsenerkrankungen und des Diabetes mellitus, von großem Wert.

1.8. Allgemeine Therapierichtlinien im höheren Alter

Erst im letzten Jahrzehnt hat sich unter Berücksichtigung des besonderen morphologischen und physiologischen Organverhaltens im Greisenalter (Alterspolypathie mit Reduktion der Organreserven, besonders des Gehirns, des Herzens und der Nieren mit sekundärer Störung der Arzneimitteltoleranz) (Abb. 8) eine spezielle Pharmakotherapie, die sog. *Geropharmakologie* bzw. Geropharmazie als jüngstes Fach der Medizin entwickelt (Davison, 1970; Doberauer u. Twerdy, 1971; Tschebotarew, 1971). Die hierbei zutagegetretenen Besonderheiten bestimmen die Richtlinien der medikamentösen Behandlung, speziell bei der Langzeittherapie.

Während die **Pharmakodynamik** eines Medikamentes, d.h. seine Wirkungsart, keine Altersabhängigkeit zeigt, weist die **Pharmakokinetik,** also Resorption, Transport, Verteilung und Elimination eines Arzneimittels, altersbedingte Besonderheiten auf. Speziell die biologische Verfügbarkeit einer oral verabreichten Wirksubstanz spielt in der Geropharmazie eine große Rolle. So ist häufig die intestinale Resorption von Medikamenten bei Betagten infolge der schlechteren Blutversorgung des Darmtraktes und der reduzierten Säureproduktion

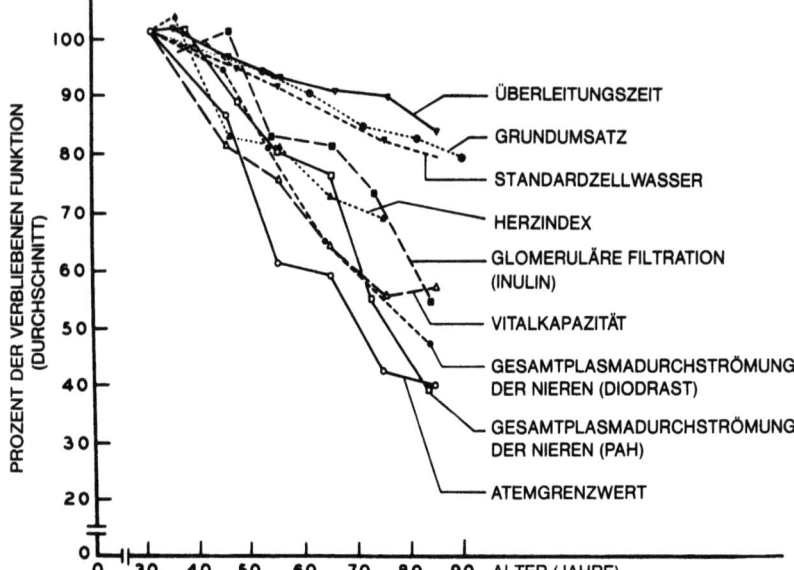

Abb. 8. Alterung und Funktionsabnahme verschiedener Organsysteme mit zunehmendem Alter (nach Strehler, B. L.: Origin and comparison of the effects of time and high-energy radiations on living systems. Quart. Rev. Biol. *34*, 117 (1959)

des Magens eingeschränkt (Lang, 1976). Die renale Elimination von Arzneimitteln ist im hohen Alter infolge einer Ausscheidungsschwäche der Nieren reduziert.

Das Glomerulumfiltrat sowie der effektive Plasmastrom nehmen kontinuierlich mit zunehmendem Alter ab, erkennbar an der Inulin- und PAH-Clearance (Abb. 9).

Ab dem 8. bis 9. Jahrzehnt liegt die Nierenfunktion vielfach an der Grenze der manifesten Insuffizienz. Diese Tatsache erklärt die Überdosierung im höheren Alter bei Gabe von Medikamenten, die vorwiegend über die Nieren ausgeschieden werden.

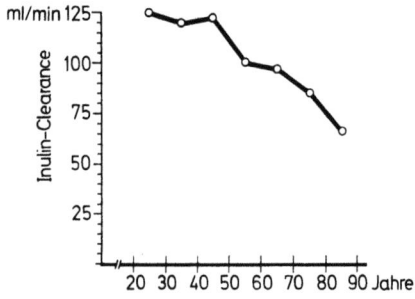

Abb. 9. Abnahme der glomerulären Filtration mit zunehmendem Alter (nach Shock, N. W.: In: Lansing, A. I. (ed.): Cowdry's Problems of Ageing, 3rd ed. Baltimore: Williams and Wilkins 1952)

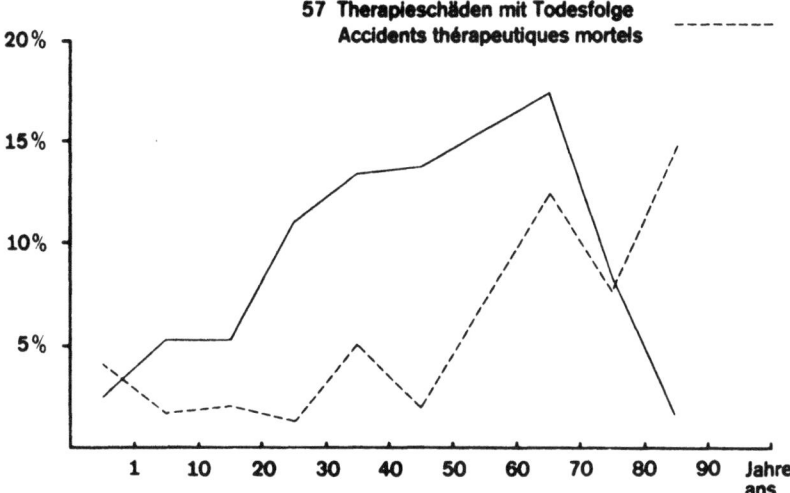

Abb. 10. Therapieschäden in den einzelnen Altersstufen. Ausgezogene Linie = 1000 Therapieschäden, unterbrochene Linie = 57 Therapieschäden mit Todesfolge. (Nach Lery u. Lery, 1970)

Dementsprechend sind nach einer angelsächsischen Untersuchung (Exton-Smith u. Windsor, 1971) bei über 60jährigen in der Langzeittherapie mit 15,4% häufiger unerwünschte Arzneimittel-Nebenwirkungen zu beobachten als in jüngeren Altersstufen mit nur 6,3%. Nach der Analyse von 1000 Therapieschäden durch Lery und Lery (1970) liegt das größte Risiko derartiger Komplikationen bei 60- bis 70jährigen; die höchste Rate an therapiebedingten Todesfällen ist hingegen bei den 80- bis 90jährigen festzustellen (Abb. 10).

Den höchsten Prozentsatz an Arzneimittelschäden, speziell in der Langzeittherapie im Alter, weisen die Antibiotica und Antikoagulantien auf (Tabelle 2).

Die Bedeutung dieser Arzneimittel-Nebenwirkungen ist bei der geriatrischen Langzeittherapie so groß, weil alte Patienten beträchtliche Medikamentenverbraucher sind.

So nehmen nach Untersuchungen aus Holland 33% der über 65jährigen Männer und 49% der gleichaltrigen Frauen regelmäßig Medikamente ein.

Tabelle 2. Arzneimittelschäden (nach Lery u. Lery, 1970)

Nebenwirkungen Zahl der Fälle 1000		Todesfolge Zahl der Fälle 57	
1. Antibiotica	30,5%	1. Antikoagulantien	52,6%
2. Antikoagulantien	15,1%	2. Antibiotica	10,5%
3. Antirheumatica	13,1%	3. Sera, Impfungen	7,0%
4. Psychopharmaka	10,0%	4. Corticosteroide	5,3%
5. Sera, Impfungen	9,1%	5. Psychopharmaka	5,3%
6. Corticosteroide	4,6%	6. Antirheumatica	3,5%
7. Kardiaca	3,4%	7. Kardiaca	3,5%

Erfahrungsgemäß schlucken alte Leute von sich aus unkontrolliert zur Linderung ihrer Altersgebrechen mehrere, oft 4 bis 6 verschiedene Medikamente täglich. Die im Alter bestehende Multimorbidität bzw. Polypathie verleitet viele Ärzte dazu, gleichzeitig verschiedenartige Medikamente zu verordnen; in seltenen Fällen ist dies wohl auch notwendig. Dabei vergesse man nicht, bei Betagten auf die häufig chronische Einnahme von Laxantien mit der Folge der Hypokaliämie zu achten.

Man sollte aber in der Regel nicht mehr als 3 bis höchstens 4 Medikamente zu gleicher Zeit bei Betagten verordnen.

Hierdurch können bei bestimmten Arzneimittel-Kombinationen **Interaktionen** entstehen, die den vermuteten Effekt einer Wirksubstanz vermindern, aufheben oder verstärken. Aufgrund der Computerauswertung von Talley und Laventurier (1972) an 417928 Rezepten müssen wir in der allgemeinen Praxis bei 7,5% aller Verordnungen mit derartigen Drogeninteraktionen rechnen.
Die skizzierten Besonderheiten der Geropharmakologie haben speziell in der Langzeittherapie von Krankheiten im Alter zu unterschiedlichen Behandlungsratschlägen geführt. So haben Remsen (1958) sowie Schulz und Brüschke (1969) das Prinzip verkündet, in der Gerotherapie stets nur die halbe Dosis der üblichen Vorschrift zu verwenden, um generell Überdosierungen zu vermeiden. Diese Regel der halben Dosis gilt nicht für alle geriatrischen Krankheitsfälle; sie wird heute nur noch in der geriatrischen Langzeittherapie bei manifester Nieren- und Herzinsuffizienz befolgt, da hier erwiesenermaßen die renale Ausscheidung protrahiert und die Plasmahalbwertzeit verschiedener Medikamente, wie z. B. Digoxin, erhöht ist. Weiterhin haben manche Geriater (Kaiser, 1973) das Postulat aufgestellt, anfänglich niedrig zu dosieren und erst im

Verlaufe der Langzeittherapie die Medikamentendosis, wie z. B. üblicherweise bei der Goldbehandlung einer chronischen Polyarthritis, zu erhöhen. Das Einhalten dieser Richtlinien erfordert die ständige Überwachung der alten Patienten und stößt speziell bei den Ärzten in der Praxis auf gewisse Schwierigkeiten. Deshalb empfiehlt der Basler Polikliniker Gsell (1973) als besseres geriatrisches Behandlungsprinzip in den meisten Fällen die Stoß- oder intermittierende Therapie, speziell bei der Anwendung von Medikamenten mit langer Halbwertzeit ihres Wirkspiegels. Dabei beginnt man mit der üblichen Dosierung und setzt nach 5 Tagen für 24 bis 48 Std. mit der Therapie aus; danach wird die Pharmakotherapie wieder aufgenommen. Diese Art der intermittierenden Behandlung mit Wochenendpause hat sich bei der Digitalisbehandlung des dekompensierten Altersherzens bewährt.

Überdies haben in jüngster Zeit Gerotherapeutiker (Tschebotarew, 1972; Franke, 1972) unter Berücksichtigung des morphologischen und physiologischen Organverhaltens im Greisenalter folgende allgemein gültige fünf Richtlinien für die geriatrische Langzeitbehandlung aufgestellt:

- Gebrauche keine Medikamente, solange eine andere Therapiemöglichkeit besteht;
- beachte stets die verminderte Verträglichkeit der medikamentösen Behandlung im Alter;
- behandle zunächst nur die aktive Grundkrankheit mit so wenig Medikamenten wie möglich und mit individuell zugemessener Wirkstoffmenge;
- vermeide eine ausgedehnte symptomatische Behandlung der Alterspolypathie;
- berücksichtige bei einer in Ausnahmefällen notwendigen Polypragmasie die wechselseitige Beeinflussung von Medikamenten.

Neben den geschilderten medikamentösen Therapierichtlinien spielt bei der Betreuung von Betagten das Forschen nach Risikofaktoren mittels nicht belastender Vorsorgeuntersuchungen eine bedeutsame Rolle. So soll eine akute Verschlechterung des internen biologischen Milieus und das zusätzliche Auftreten von Risikofaktoren, wie z. B. eines Diabetes mellitus, einer lebensbedrohlichen Hypertonie, Gicht oder Hypercholesterinämie, frühzeitig erfaßt werden. Zur raschen Beurteilung der üblichen Risikofaktoren im Blutserum ist bei den Betagten ein Screening notwendig. Bei Anwendung geeigneter Verfahren gelingt es, in kurzer Zeit in wenigen Millilitern des Blutserums (5–10 ml)

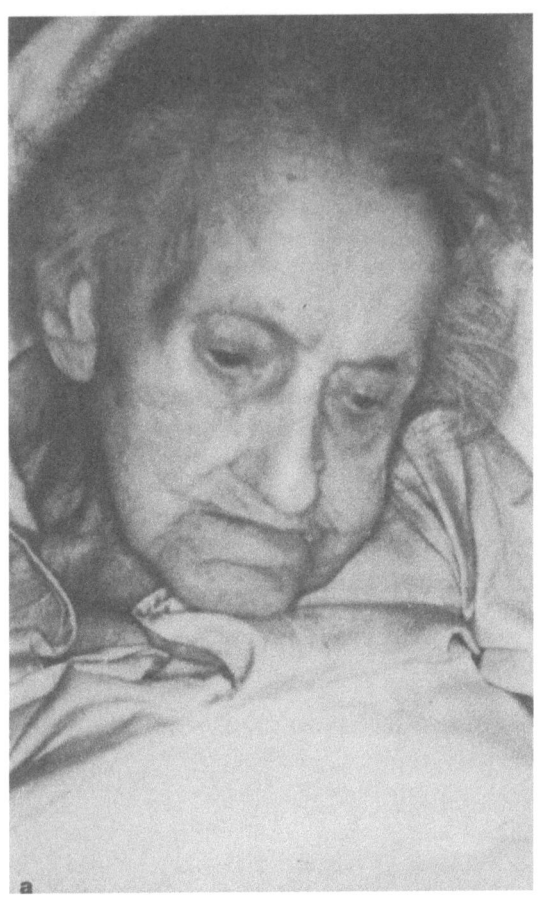

Abb. 11a: Bild einer 103jährigen siechen Langlebigen

12 bis 18 wesentliche Parameter in Form eines sog. biochemischen Musters zu erfassen (Abb. 11a u. b).

Häufig werden Geriater bei der Betreuung ihrer betagten Patienten mit dem Problem der Verjüngung und der Revitalisierung mittels sog. Geriatrica konfrontiert. Wir unterscheiden unter den »Geriatrica« die Geroprophylaktica und die Gerotherapeutica.

Leider gibt es bis heute keine essentiellen Geriatrica im Sinne von **Geroprophylaktica**. Es gibt kein Heilmittel, das immerwährende Jugend erhoffen läßt. Der berühmte Jungbrunnen, wie er auf dem Gemälde von Lucas Cranach dem Jüngeren dargestellt ist, wird ein Wunschtraum der Menschheit bleiben. Nach der begründeten Ansicht führender Gerotherapeuten (Davison, 1970) ist man

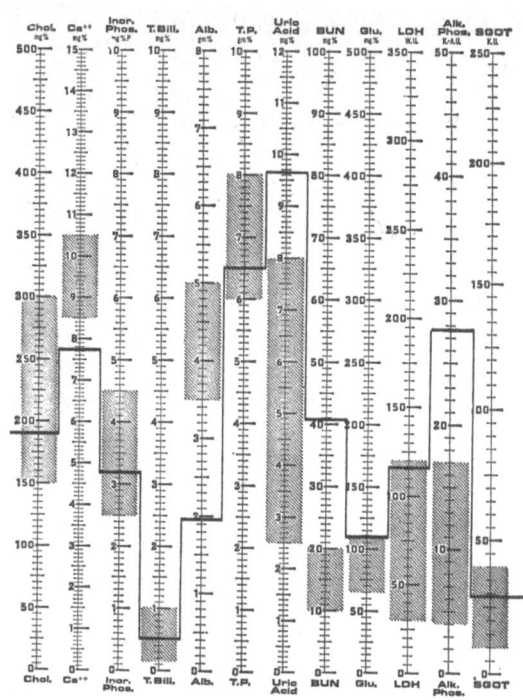

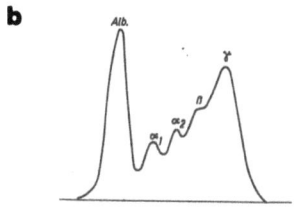

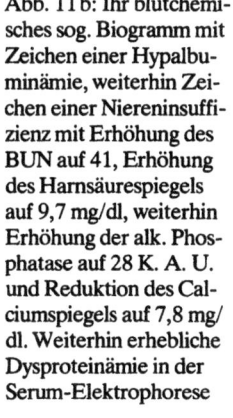

Abb. 11 b: Ihr blutchemisches sog. Biogramm mit Zeichen einer Hypalbuminämie, weiterhin Zeichen einer Niereninsuffizienz mit Erhöhung des BUN auf 41, Erhöhung des Harnsäurespiegels auf 9,7 mg/dl, weiterhin Erhöhung der alk. Phosphatase auf 28 K. A. U. und Reduktion des Calciumspiegels auf 7,8 mg/dl. Weiterhin erhebliche Dysproteinämie in der Serum-Elektrophorese

nach jahrzehntelangen Forschungen auf diesem Gebiet nicht oder noch nicht in der Lage, die Betagten zu verjüngen oder zu revitalisieren. Zur symptomatischen Behandlung altersabhängiger Beschwerden, z. B. des Altersschwindels oder der Altersschlaflosigkeit bei beginnender Cerebralsklerose, stehen uns jedoch eine Reihe wirksamer Medikamente zur Verfügung: wir bezeichnen sie als **Gerotherapeutica.**

Das Wesentliche bei der Betreuung von Personen in höherem Alter ist auch heute noch, abgesehen von der Beachtung der geschilderten medikamentösen Risiken und der rechtzeitigen Therapie altersabhängiger Krankheiten, die Empfehlung einer Gerohygiene, also eine vernünftige Lebensführung und die Einhaltung einer bestimmten Diät.

1.9. Ernährung des Menschen im höheren Lebensalter

1.9.1. Bedeutung der Calorienbilanzierung im Alter

Ernährungsprobleme bei Betagten haben wegen der nicht seltenen Fehlernährung dieses Personenkreises, speziell in Form der Kombination von calorischer Überernährung und qualitativer Fehlernährung, in den letzten Jahren an Aktualität gewonnen (Department of Health and Social Security 1972, Nutrition Survey of the Elderly). Eine qualitativ und quantitativ dem Alter angepaßte Ernährung gehört zur optimalen Lebensführung des Menschen im höheren Lebensalter. Jeder geriatrisch tätige Arzt sollte aufgrund seiner Kenntnis der besonderen alimentären Bedürfnisse des alternden Menschen nicht nur seine betagten Patienten in diätetischer Hinsicht beraten, sondern auch die Verpflegung in Altenwohnheimen oder in geriatrisch-klinischen Abteilungen überwachen.

Die Ziele einer wissenschaftlich begründeten Ernährung alter Menschen betreffen (nach Heepe, 1975)

1. **die Ernährungsprophylaxe** zur Erhaltung der Vitalität und zur Krankheitsvorbeugung bei gesunden Alten, und
2. **die Ernährungstherapie** bei bereits bestehenden Leiden und Krankheiten bei Betagten.

Die optimale Ernährung im höheren Alter basiert auf einer vollwertigen Kost, die alle lebensnotwendigen Nährstoffe, eine dem Grundumsatz angepaßte Calorienmenge und entsprechende Ballaststoffe zur Anregung der Darmtätigkeit enthält. Im speziellen muß die Ernährung älterer Menschen einige Stoffwechseleigenarten des Greisenorganismus berücksichtigen.

Entsprechend der kontinuierlichen Verminderung des Grundumsatzes mit zunehmendem Alter muß die Gesamtcalorienzufuhr im Vergleich zu jüngeren Personen eingeschränkt werden. Es droht sonst die Gefahr der Altersadipositas mit Auftreten des Hyperalimentations-Syndromes (Hyperlipämie, Diabetes mellitus, Gicht, arterielle Hypertonie, vorzeitige Arteriosklerose).

Je nach der körperlichen Aktivität liegt der tägliche Calorienbedarf bei normalgewichtigen über 65jährigen Personen bei etwa 1600 bis 2400 Calorien.

Da die Lebenserwartung auch des alten Menschen bei einem Körpergewicht etwa zwischen »Soll-« bzw. Normalgewicht nach Broca (kg = Länge in cm – 100) und dem »Idealgewicht« (90–95% davon) am günstigsten ist, kontrolliere man die Calorienbilanz der Betagten durch regelmäßige Körpergewichtsmessungen.

Untergewicht wird bei Betagten häufiger durch konsumierende Erkrankungen (Tuberkulose, Malignome) verursacht als durch Unterernährung.

Ältere Frauen haben erfahrungsgemäß größere Schwierigkeiten als alleinstehende Männer, ihr günstigstes Gewicht nicht zu überschreiten.

Eine diesbezügliche Auswertung der Daten von 194 unserer Hundertjährigen ergab, daß auch diese im Durchschnitt zwischen Normal- und Idealgewicht liegen (Männer 167 cm − 63,4 kg; Frauen 157 cm − 53,9 kg).

1.9.2. Spezielle Richtlinien für die Ernährung des alten Menschen

(modifiziert nach Brüschke u. Mitarb., 1975; Heepe, 1975; Hodkinson, 1975)

Die Kost soll abgesehen von der Gesamtcalorienbegrenzung sein:
1. **eiweißreich** (1,0 bis 1,2 g/kg/pro Tag), d. h. 70 bis 100 g Eiweiß, mindestens 50% in Form von magerem Fleisch, Fisch, Magermilch, Magerquark. Mit dieser relativ eiweißreichen Kost wird der Gefahr des negativen Eiweißmetabolismus des alternden Organismus entgegengewirkt;
2. **fettarm,** um eine gewisse Arteriosklerose-Prophylaxe und -therapie zu betreiben und das Körpergewicht in altersentsprechenden Grenzen zu halten. Man bevorzuge dabei pflanzliche Öle mit großem Anteil an mehrfach ungesättigten Fettsäuren (z. B. Sonnenblumen-, Lein- und Sojaöle) sowie Diätmargarine (Becel, Eden spezial u. ä.) und vermeide tierische Fette wie Schweineschmalz, Gänsefett und fettes Fleisch;
3. **kohlenhydratausgeglichen** mit einer durchschnittlichen Kohlenhydratmenge von 250 bis höchstens 320 g zur weiteren Deckung des täglichen calorischen Bedarfs. Wegen der geringeren Kohlenhydrattoleranz mit Neigung zu Altersdiabetes schränke man Zucker und Süßigkeiten möglichst ein und gebe Brot mindestens zur Hälfte als Vollkornbrot;
4. **vitaminreich** durch reichliche Zufuhr von Obst, Gemüse und Rohkost, sowie vielseitige Speisenpläne, da es im Greisenalter zu Vitaminmangelzuständen kommt. Als Ursache des Vitamindefizits werden u. a. angeschuldigt: altersbedingte intestinale Resorptionsstörungen, mangelhafte Zerkleinerung der Nahrung durch schlechte Gebißbeschaffenheit und − häufig − unzureichende Nahrungszufuhr;
5. **ausreichende Flüssigkeitszufuhr:** bei kreislaufinsuffizienten Betagten 1,0 bis 1,5 Liter pro Tag. Bohnenkaffee und schwarzer Tee in mäßigen Mengen sind erwünscht; geringe Mengen von Bier oder Wein abends sind, gewissermaßen als Schlaftrunk, gestattet.
6. Die Kost alter Menschen sollte relativ **kochsalzarm,** aber **kaliumreich** sein (Obstsäfte) und außerdem verhältnismäßig **kalkreich,** um das mitunter bestehende Calciumdefizit mit Osteoporosegefahr zu kompensieren (regelmäßige Zufuhr von Magermilch und Magerquark); fernerhin großzügige Verwendung von Gewürzen zur Anregung der intestinalen Sekretion.

7. Der Mangel an **pflanzlichen Ballaststoffen** mit der Neigung zur Verstopfung im Alter kann durch die Einnahme von Diätkleie in Kombination mit Leinsamen behoben werden.
8. Kleinere, über den Tag **verteilte Mahlzeiten** sind bei Betagten zu bevorzugen, wobei die Abendmahlzeit relativ knapp sein und nicht später als 18.00 bis 19.00 Uhr eingenommen werden sollte. Mit dieser Maßnahme wird manchen Schlafstörungen im Alter vorgebeugt.

Die Deutsche Gesellschaft für Ernährung gibt folgenden Nährstoffbedarf an (Tabelle 3):

Tabelle 3. Nährstoffbedarf alter Menschen

	Calorien kcal	Eiweiß g/kg	Calcium g	Eisen mg
Männer, 65 Jahre	2250	1,2	0,8	10
Frauen, 65 Jahre	2000	1,2	0,8	12
Vitamine	A IE	B_1 mg	B_2 mg	C mg
Männer, 65 Jahre	5000	1,7	1,8	75
Frauen, 65 Jahre	5000	1,5	1,8	75
Das ergibt in der Praxis:				
Mann 65–70 Jahre, 170 cm groß		Frau 65–70 Jahre, 170 cm groß		
80–85 g Gesamteiweiß davon ca. 1/2 tierisches, 70 g Gesamtfett einschl. des unsichtbaren, 310 g Kohlenhydrate, 2250 Calorien		75 g Gesamteiweiß davon ca. 1/2 tierisches, 60 g Gesamtfett einschl. des unsichtbaren, 280 g Kohlenhydrate, 2000 Calorien		

Weitere Ernährungsregeln für Betagte:
1. Man achte bei der Übersiedlung in ein Altersheim mit Gemeinschaftsverpflegung stets auf ausreichende Versorgung mit Milch, Eiweiß, Obst und Gemüse.
2. Viel fettes Fleisch, gezuckerte Gerichte und übertriebene Vitaminzufuhr mit allzu starker Anregung des Appetits führen zu Übergewicht.
3. Nahrungsexzesse sind im hohen Alter von Übel, da bei Betagten die Fähigkeit reduziert ist, diätetische Überlastungen zu kompensieren.
4. Mitunter fallen alle vernünftigen diätetischen Ratschläge auf steinigen Boden, weil das Essen die einzige den Alten noch gebliebene Lebensfreude ist.

5. Alleinstehende alte Menschen essen im allgemeinen schlecht und begnügen sich mit einfacher, abwechslungsarmer Kost. So nehmen verwitwete alte Leute weniger Nahrung zu sich als alte Menschen, die in einer Familie leben.
6. Beim Vorliegen von Krankheiten im Alter müssen gezielte Ernährungsprinzipien beachtet werden, z. B. eine Schonkost bei Magen-Darm-Affektionen, eine Breikost bei Kauschwierigkeiten, eine kochsalzarme Kost bei kardialen Ödemen und entsprechende Diät bei Zucker- und Nierenkrankheiten. Doch hier gilt der Grundsatz: Kostveränderung bei Hochbetagten so wenig wie möglich und so spät wie möglich (Heepe, 1975).

1.10. Rehabilitation der Älteren

1.10.1. Möglichkeiten und Grenzen der Rehabilitation älterer Menschen

Die Aufgabe der modernen Geriatrie besteht nicht nur darin, die Leistungsfähigkeit des älteren und alten Menschen lange Zeit zu erhalten, sondern auch darin, die behinderten kranken Betagten mit medizinischer Sachkenntnis, Geduld und Einfühlungsvermögen in somatischer, psychischer und sozialer Hinsicht zu pflegen und zu rehabilitieren.

Den Ausdruck »Rehabilitation« hat zum ersten Male der badische Staatsrechtslehrer Ritter von Buss 1844 in einem umfangreichen Werk über das System der gesamten Krankenpflege geprägt. Er führt in seinem lesenswerten Buch aus: »vielmehr soll der heilbare Kranke vollkommen rehabilitiert werden. Er soll sich zu der Stellung wieder erheben, von welcher er herabgestiegen war, er soll das Gefühl seiner persönlichen Würde wiedergewinnen, mit ihm ein neues Leben«. Der Begriff Rehabilitation wurde 1946 von einem amerikanischen medizinischen Kongreß in Washington allerdings in etwas abgewandelter Form wieder verwandt (zit. nach Böhlau, 1974).

Wir verstehen heute unter dieser Bezeichnung nicht nur das Ziel, sondern auch alle Maßnahmen, die zur vollständigen oder teilweisen Wiederherstellung von körperlichen, geistigen und seelischen Schäden an Behinderten führen. Die Rehabilitationsprobleme in der Geriatrie sind nun insofern besonders gelagert, als es wegen der im Alter vorhandenen Polypathie im allgemeinen nur gelingt, eine relative, nicht jedoch eine absolute Wiederherstellung zu erreichen. Die geriatrische Rehabilitation hat allgemein das Ziel, durch geeignete Maßnahmen ein Optimum an körperlicher und geistiger Unabhängigkeit der Betagten zu erreichen. Dabei unterscheiden wir folgende Methoden der geriatrischen Rehabilitation:
1. eine prophylaktische oder präventive Betreuung von geistig wie körperlich relativ **gesunden Betagten** (sog. Rehabilitation im weiteren Sinne);
2. eine allgemein-medizinische Rehabilitation von **betagten Kranken** und

3. die gezielte Rehabilitation bei **speziellen Krankheiten** im höheren Alter (Rehabilitation im engeren Sinne).

Alle sinnvollen Vorbeugungsmaßnahmen sollen frühzeitig einsetzen, am besten bereits mit 45 Jahren.

Die präventive Betreuung umfaßt i. S. einer **Geroprophylaxe** zunächst die Gesundheitsüberwachung durch Vorsorgeuntersuchungen, z. B. zur Erfassung von bösartigen Geschwülsten, von sog. Risikofaktoren (z. B. Hypertonie, Stoffwechselleiden) oder eines Glaukoms mittels Tonometrie. Wichtig ist auch die rechtzeitige **Vorbereitung auf das Alter.** Vorurteile gegen das Alter führen häufig zu einer negativen Erwartungshaltung und Verdrängung des Berufsendes. Eine konkrete Planung wird dadurch gehemmt und letztlich in die Phase einer zunehmend erschwerten Umstellungsfähigkeit hinausgeschoben. Das Ausscheiden aus dem Berufsleben bedeutet dann für viele Menschen eine Krise, die mit Verunsicherung, emotioneller Instabilität und nachlassender Aktivität einhergeht.

Eine sinnvolle Vorbereitung auf das sogenannte dritte Leben muß daher frühzeitig im Erwerbsalter beginnen. Neben der Empfehlung bestimmter Lebensweisen (s. u.) müssen die Vor- und Nachteile der Berufsaufgabe nahe gebracht und aus einer positiven Einstellung heraus konkrete Pläne für das Pensionsalter angeregt werden (Begabungshobbys, Übernahme sozialer oder ehrenamtlicher Aufgaben, Reisen, Basteln, Wandern, körperliche Ertüchtigung o.a.m.). Speziell aus den U.S.A. und England liegen überwiegend positive Erfahrungen mit Vorbereitungskursen auf die Pensionierung vor, in denen Anregungen und Entscheidungshilfen für finanzielle Vorsorge, Freizeitgestaltung und Gesundheitserziehung gegeben werden.

Leider hält die ablehnende Haltung gegenüber der Pensionierung solche Patienten auch vom Besuch derartiger Veranstaltungen ab, so daß hier besonders der praktizierende Arzt frühzeitig einwirken sollte.

Die **Gerohygiene** mit gesunderhaltender Lebensführung im Alter, mit Maßnahmen und Empfehlungen für eine richtige Ernährung, mit Richtlinien für eine körperliche und geistige Aktivierung der älteren gesunden Personen sowie mit eingehender Beratung der Betreffenden beim evtl. Einzug in Altenwohnheime und Altenheime oder bei der Abfassung eines Testamentes, ist für die Stabilität von ebenso großer Wichtigkeit wie die psychische Umorientierung, d. h. die seelische Anpassung an das Altern.

Neben der Empfehlung gewisser Ernährungsprinzipien (s. oben) soll man bei Betagten hinsichtlich *Kaffee-, Alkohol- und Nicotingenuß* nicht allzu streng sein. Die zeitweise bei Betagten auftretende Müdigkeit kann bei normotonen Personen durchaus mit einer Tasse Bohnenkaffee oder mehr angegangen werden.

Ein striktes Nicotinverbot, speziell bei mäßigen Zigarrenrauchern, sollte man nicht allzu schnell aussprechen; denn oft ist die Zigarre der einzige Genuß, der einem Vereinsamten im Alter übrig geblieben ist.

Alkohol in mäßigen Mengen, beispielsweise Rotwein, sei dem älteren Menschen gestattet, er erhöht die Lebensfreude.
Regelmäßige *körperliche Betätigung* ist für die Gerohygiene ebenso wichtig wie eine richtige Ernährung. Leicht trainierte ältere Personen wirken viel jünger als Nichtsportler gleichen Alters. Regelmäßige Leibesübungen können die Leistungsbreite eines fast 10 Jahre jüngeren Menschen erreichen lassen, der keinen Sport treibt. Regelmäßiges Spazierengehen gehört ebenso dazu. Die Muskeln werden durch Beanspruchung keineswegs abgenutzt, im Gegenteil, ihre Leistung wird verbessert. Die beste Methode, einen alternden Menschen noch relativ fit und jung zu erhalten, ist nach allgemeiner Ansicht die anregende geistige Arbeit.

1.10.2. Rehabilitation im engeren Sinne

75% der über 65jährigen sind in ihrem Gesundheitszustand und ihrer Leistungsreserve durch Gebrechen und Krankheit mehr oder minder beeinträchtigt, verfügen jedoch über beachtliche Kompensationsmechanismen. Es ist nun die Hauptaufgabe der modernen Geriatrie, die übrig gebliebenen Leistungsreserven bei diesen chronisch Kranken zu erkennen und mit den Möglichkeiten der modernen Rehabilitation zu aktivieren. Erst wenn alle Kompensationsmechanismen versagen und es zu einer irreversiblen Schädigung lebenswichtiger Organe kommt, liegt ein »Pflegefall« vor.
10% der über 65jährigen Bürger Westdeutschlands, d. h. 870 000 Personen, gehören in die Gruppe der chronisch Kranken mit mehr oder minder eingeschränkter Leistungsfähigkeit. Aber nur 3–5%, das sind etwa 250 000 bis 435 000 der über 65jährigen, sind pflegebedürftig und müssen in Heimen untergebracht werden. Viele dieser betagten Kranken können jedoch durch allgemeine sowie durch spezielle Rehabilitationsmaßnahmen zu einer gewissen Unabhängigkeit von ihrer Umwelt gebracht werden.
Zu den allgemeinen Rehabilitationsvorkehrungen von kranken Betagten gehören zunächst – abgesehen von der gezielten medikamentösen Therapie der zugrundeliegenden Altersgebrechen und -krankheiten – physikalische und psychische Maßnahmen. In jeder Phase der Rehabilitation von kranken Greisen kommt deren **seelischer Führung** eine große Bedeutung zu. Eine einfühlende psychische Beeinflussung muß die Individualität und Initiative der alten Patienten harmonisch anregen und nicht etwa unterdrücken. So liegt auch der Schlüssel für eine erfolgreiche Altenpflege in der Schaffung eines günstigen psychisch-therapeutischen bzw. sozialen Milieus, das den alten Patienten in seinem Besserungswillen unterstützt und fördert.
Zur Rehabilitation von chronisch kranken Betagten sind fernerhin häufig **physikalische Maßnahmen** in Form von gymnastischen Übungen angezeigt. Hier

ist es die Aufgabe der Krankengymnastin, die verbliebenen Muskel- und Gelenkfunktionen der erkrankten Betagten so zu fördern, daß z. B. Bettlägerige möglichst wieder gehfähig gemacht werden. Für die in ihrem Gesundheitszustand und ihrer Vitalität beeinträchtigten Betagten, speziell für die alten chronisch kranken Menschen, stehen oder sollten in jeder Stadt oder Gemeinde Betreuungsstationen zur Verfügung stehen, die je nach den sozialen Möglichkeiten und der noch vorhandenen Vitalität der Betagten ausgenutzt werden sollten.

Diese Einrichtungen spielen in der Rehabilitation des älteren Menschen eine ausschlaggebende Rolle. Zur Betreuung dieser Betagten kommen **Wohnheime** oder **klinische Einrichtungen** in Betracht, in denen die Alten ein gewisses Maß an körperlicher und seelischer Geborgenheit finden.

Unter den Wohnstätten seien an erster Stelle die **Altenwohnungen** für noch relativ rüstige Betagte mit Berücksichtigung deren spezieller Bedürfnisse genannt. Diese Altenwohnungen sollten klein, praktisch zu reinigen und ebenerdig zu erreichen sein und eine Standardnaßzelle mit Dusche, Waschtisch und Spülklosett beinhalten. Im allgemeinen können sich Bewohner dieser Altenwohnungen selbst versorgen und sind völlig unabhängig. Bei der Planung von Neubauten sollte stets eine gewisse Anzahl solcher Alterswohneinheiten mitberücksichtigt werden.

Zweitens können zur Rehabilitation der älteren Generation **Tagesheime** in Anspruch genommen werden. In diesen Tagesheimen werden vereinsamte Betagte aufgenommen, mit denen die Heimleiter bzw. ihre Mitarbeiter gemeinsame Spaziergänge unternehmen und für Unterhaltung, Spiele und weitere Anregung sorgen. Auch sollten Altersturnen und sonstige aktivierende Maßnahmen in diesen Tagesheimen durchgeführt werden. Diese Tagesheimstätten haben in einer Stadt ein Einzugsgebiet mit einem Radius von etwa 1 km.

Weiterhin kommen im Rahmen der Rehabilitation von älteren Menschen die speziellen **Alterswohnheime** in Betracht, in denen sich die Betagten zwar selbst versorgen können, im Krankheitsfall aber Personal für leichte Hilfeleistungen in Anspruch genommen werden kann.

Für vitalitätseingeschränkte Betagte, die sich nicht mehr allein versorgen können, stehen seit langer Zeit **Alters- und Seniorenheime** zur Verfügung. Die in diesen Heimen wohnenden Betagten werden ganztägig betreut. Das allgemeine Ziel dieser Altenheime besteht natürlich darin, den Heiminsassen ein gewisses Gefühl der Zufriedenheit zu vermitteln. Wir haben in Würzburg 20 Altenheime im Hinblick auf den sog. Zufriedenheitsgrad der Heiminsassen mit Hilfe eines kombinierten Untersuchungsverfahrens geprüft. Dabei zeigte sich, daß das Gefühl der Zufriedenheit der Heiminsassen von folgenden Faktoren abhängig ist (Abb. 12):

1. von der Qualität der Wohnsituation im Heim,
2. von dem subjektiven Gesundheitsgefühl bzw. von dem Grad der Gesundheit und

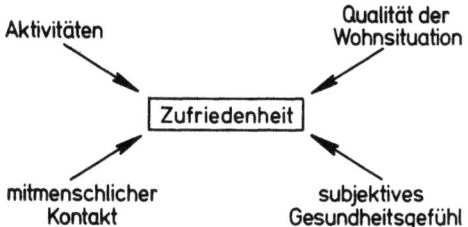

Abb. 12. Korrelate der Zufriedenheit bei Altenheimbewohnerinnen

3. von dem Ausmaß des menschlichen Kontaktes, den der Heiminsasse speziell zu der leitenden Oberschwester und zu dem betreuenden Arzt entwickelt. Auch die Aktivität der Senioren, die sich in Reisen, Ausflügen, Spaziergängen und Heimgeselligkeiten dokumentiert, schlägt sich in dem sog. Zufriedenheitsgrad nieder.

Auf Grund dieser Untersuchungen an 20 Würzburger Altenheimen unter Zugrundelegung des sog. Zufriedenheitsindexes der Heiminsassen müssen wir feststellen, daß die Qualität vieler Heime als noch nicht ausreichend angesehen wird (Espenschied, 1977).

Zur Betreuung von chronisch Kranken stehen uns **klinische Einrichtungen** wie Tagesspitäler, Pflegeheime und geriatrisch ausgerichtete Spezialkliniken zur Verfügung. Eine besonders wertvolle Einrichtung im Rahmen der Rehabilitation vitalreduzierter Betagter sind die sog. **Tagessozialstationen** oder **geriatrischen Tagesspitäler,** wie sie speziell die Engländer (Brocklehurst, 1970) entwickelt haben. Diese Tagessozialstationen sind einer Klinik oder einem Krankenhaus angegliedert. Hier werden nur während des Tages solche kranke Betagte betreut, die klinisch-geriatrisch ambulant untersucht werden müssen, die eine spezielle und medikamentöse Behandlung benötigen und sich einer zielgerichteten Rehabilitation in krankengymnastischer, physiotherapeutischer oder ergotherapeutischer Hinsicht unterziehen müssen. Leider läßt in Westdeutschland die Zahl dieser segensreichen ambulanten Stationen noch sehr zu wünschen übrig.

Für dauernd betreuungs- und pflegebedürftige alte Menschen, die entweder ganztägig bettlägerig oder durch ihren schlechten geistigen Zustand ständig betreuungsbedürftig sind, steht heute zunehmend die Einrichtung der **Pflegeheime** zur Verfügung. Sie sind meistens Altenheimen angeschlossen. Es liegt in ihrer Natur, daß Pflegeheime auch z. T. die Funktion von sog. Sterbekliniken erfüllen müssen.

Dabei stellt die Pflege von betagten Sterbenden ein heikles Problem dar. Hierfür hat in jüngster Zeit die Schweizer Akademie der Medizinischen Wissenschaften die grundlegenden medizinischen, ethischen und juristischen Richtlinien, speziell im Hinblick auf die sog. Sterbehilfe, bekanntgegeben. Diese sorgfältig erarbeiteten Hinweise erfüllen in ihrer Ausgewogenheit auch die Postulate der Medizinischen Sektion des Europarates vom Jahre 1976, die sich speziell mit den Rechten der Kranken und Sterbenden befaßt (Gsell, 1977). Im Gegensatz zu dem in Todesgefahr Schwebenden, dem Moriturus, wo sich der Arzt für die Erhaltung des Lebens voll einzusetzen hat, wird beim Sterbenden, dem Moribundus, wo das Leiden des Patienten einen irreversiblen Verlauf mit infauster Prognose genommen hat, die »passive Sterbehilfe« (passiv nur in bezug auf therapeutische Maßnahmen) bejaht. Es kommt darauf an, den uns anvertrauten betagten Patienten in der letzten Phase ihres Lebens ein würdevolles Ableben zu ermöglichen.

Im Rahmen der Rehabilitation von akut und chronisch erkrankten Betagten stehen noch **geriatrische Spezialkliniken** oder Krankenhäuser zur Verfügung. Sie betreuen ganztägig bettlägerige Betagte, die eine Intensivpflege oder wegen ihrer Polypathie eine differenzierte Therapie, eine qualifizierte Pflege, z. T. kostspielige rehabilitierende und aktivierende Maßnahmen benötigen. Das Haupttätigkeitsfeld dieser spezialgeriatrischen Kliniken liegt auf dem Sektor der Rehabilitation, d. h. der Aktivierung der Kompensationsmechanismen von betagten Menschen bis zur teilweisen Selbständigkeit. Es gibt nun in Europa spezielle geriatrische »Rehabilitationszentren«, wie z. B. in der Schweiz und in Belgien, wo eine vorbildliche Vor- und Nachsorge für ältere Menschen betrieben wird. So ist z. B. das geriatrische Rehabilitationszentrum im belgischen Charleroi zu einem Mekka der geriatrisch tätigen Rehabilitanten geworden. In einem alle medizinischen Disziplinen umfassenden geriatrischen Großkrankenhaus mit 500 Plätzen findet eine hochspezialisierte Diagnostik mit anschließenden differenzierten Rehabilitationsmaßnahmen statt.

Im speziellen werden in diesen Kliniken zwei Formen der Altersrehabilitation angewandt:
1. die **Mobilisationstherapie** in Form von aktivierenden Maßnahmen bei Bettlägerigen und
2. die **Ergotherapie** mit dem Ziel, die früheren manuellen und psychischen Tätigkeiten und Fähigkeiten, z. B. die Hausarbeit, wieder zu erwecken und neue Lebensfreude zu vermitteln.

Mit diesen Methoden erreichen 30–50% der Kranken eine weitgehende bis vollständige Anpassung an ihr früheres Milieu, so daß sie in ihre bisherige Wohnung und in die Familie wieder eingegliedert werden können. Etwa ein Drittel wird soweit gebessert, daß sie in Alten- oder Pflegeheime zurückverlegt werden können. Wir haben leider in Deutschland derartige Großzentren geriatrischer Rehabilitation noch nicht zur Verfügung. Nur in Hannover, Stuttgart und Berlin bestehen kleinere geriatrische Spezialkrankenhäuser.

Der praktizierende Arzt sollte die ihm anvertrauten kranken Betagten jedoch nicht nur im Hinblick auf die heute zur Verfügung stehenden Rehabilitationsinstitutionen beraten, sondern auch einige grundlegende Kenntnisse bei der Betreuung bettlägeriger Greise besitzen (s. Abschn. 1.11., S. 39 ff.).

1.10.3. Rechtliche Grundlagen der Rehabilitation in der Bundesrepublik Deutschland

Trotz intensiver Aufklärungsarbeit der Sozialämter und der Fürsorgestellen in den großen Krankenhäusern und Kliniken wissen viele der alten, in Not geratenen Personen auch heute noch nicht, daß ihnen nach dem Bundessozialhilfegesetz ein Anspruch auf Unterstützung in besonderen Notlagen zusteht. Auch gibt es viele Betagte, welche die ihnen zustehende Sozialhilfe nicht in Anspruch nehmen, weil sie sich ihrer Armut schämen. Sie möchten in ihrer Bescheidenheit lieber arm sein.

Hier gilt es, den Betroffenen auch von ärztlicher Seite klar zu machen, daß Sozialhilfe kein Almosen darstellt, sondern daß es sich um das gute Recht eines in Not geratenen Bürgers, speziell der älteren Generation, handelt.

Das seit 1974 geltende Bundessozialhilfegesetz regelt alle Rechtsansprüche, die der einzelne Bürger, speziell jedoch der Betagte, gegenüber dem Staat unter *besonderen* Voraussetzungen geltend machen kann. So werden u. a. nach § 14 eine finanzielle Alterssicherung, nach § 68–69 Pflegeunterstützung und nach § 75 sog. Altenhilfe gewährt (s. auch Tabelle 4). Auch haben Betagte einen gesetzlichen Anspruch auf Körperersatzstücke wie orthopädische und andere Hilfsmittel.

Die Alten haben ein Recht, in unserer Gesellschaft mitzusprechen und mitzubestimmen. Dieses Recht läßt sich nicht etwa nur auf Altenheime beschränken, in denen aufgrund des neuen Heimgesetzes der Heimbeirat zu wählen ist. Gewisse Eigenarten des älteren Menschen, wie sein Isolationsbestreben und das Gefühl der Minderwertigkeit gegenüber der heutigen Leistungsgesellschaft, sind in vielen Fällen nicht auf das Alter per se zurückzuführen, sondern auf das unschickliche Verhalten einer verständnislosen, leistungsorientierten Welt. Die moderne Gesellschaft sollte speziell durch die Erziehung der jungen Generation den Betagten mit entsprechender Ehrerbietung gegenübertreten und in allen Lebenslagen die Würde des Alters achten.

1.11. Altenpflege in der geriatrischen Praxis

Für bettlägerige Betagte ist die planmäßige und gute Lagerung im Bett im Verein mit einer entsprechenden Körperpflege, auch zur Prophylaxe des Decubitus, von größter Wichtigkeit. Durch richtige Handhabung kann das Bettzurichten den Schwerkranken erhebliche Erleichterung bringen. Der in Seitenlage gedrehte Betagte wird durch den Oberkörper der einen Schwester abgestützt, während eine zweite Pflegeperson auf der anderen Seite die Einlage

Tabelle 4. Hilfe in besonderen Lebenslagen für Betagte nach dem Bundessozialhilfegesetz. (Aus B. Gercke: Sozialversicherung. In: Geriatrie in der Praxis. W. H. Hauss, W. Oberwittler (Hrsg.), S. 23. Berlin, Heidelberg, New York: Springer 1975)

Hilfe in besonderen Lebenslagen:

Vorbeugende Gesundheitshilfe (§ 36 BSHG)	Kranken- hilfe (§ 37 BSHG)	Tuberkulose (§ 48–66 BSHG)	Hilfe zur Pflege (§ 68–69 BSHG)	Hilfe für Gefährdete (§ 72 BSHG)	Altenhilfe (§ 75 BSHG)	Blindenhilfe (§ 67 BSHG)

Hilfe zum Lebensunterhalt (§ 12–24 BSHG):

Notwendiger Lebensunterhalt (§ 12)	Übernahme von Krankenversicherungsbeiträgen (§ 13)	Alterssicherung (§ 14)
Bestattungskosten (§ 15)	Hilfe zum Lebensunterhalt in Sonderfällen (§ 15a)	Haushaltsgemeinschaft (§ 16)
Gestaltung der Hilfe für Nichtseßhafte (§ 17)	Hilfe zur Arbeit (§ 18)	Schaffung von Arbeitsgelegenheiten (§ 19)
Laufende und einmalige Leistungen Taschengeld (§ 21)	Regelbedarf (Richtsätze) (§ 22)	Mehrbedarf für Blinde und Behinderte (§ 24)

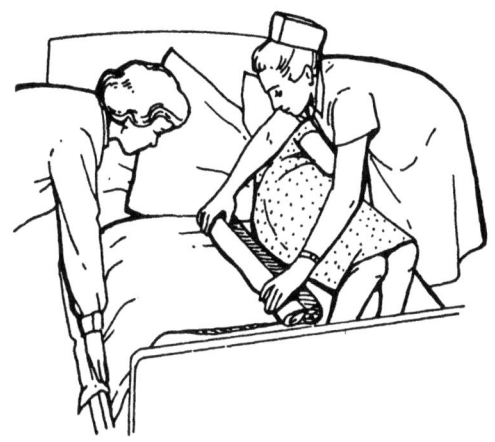

Abb. 13. Lagerung von Bettlägerigen mit Durchzugwechsel: Gummituch und Durchzug werden zusammen in das Bett eingelegt. (Aus J. Schiefele u. J. Staudt: Praxis der Altenpflege. 2. Aufl. München, Berlin, Wien: Urban & Schwarzenberg 1975)

herausnimmt und ggf. den Durchzug erneuert. Hierzu werden ein faltenloses Gummituch und der sog. Durchzug in Gesäßhöhe halb ausgerollt und am Bettrand fixiert (Abb. 13). Nach sorgfältiger Reinigung und Körperpflege (Einreiben des Rückens mit Franzbranntwein, Waschen der Gesäßregion mit Schwamm und Seife, z. B. Satina, immer von ventral nach dorsal) wird der Patient behutsam auf die andere Seite gedreht und die gebrauchte Einlage entfernt. Nach Reinigung und Pflege auch dieser Körperseite wird der Durchzug vollends ausgerollt und ebenfalls befestigt.

Zur Prophylaxe eines Decubitus ist neben besonderer Körperpflege ein 3- bis 4maliges Betten und Umlagern pro Tag erforderlich. Zur Vorbeugung und zur Behandlung eines Decubitus hat sich im übrigen eine Spezialluftmatratze mit Querrippung, einem Pumpaggregat und einem Schonbezug für die Matratze in Form des sog. Antidecubitors bewährt (Abb. 14).

Dekompensierte Herzkranke mit Neigung zu Orthopnoe werden mit erhöhtem Oberkörper auf 2–3 Kissen im Bett gelagert (nicht ganz sitzend). Die unteren

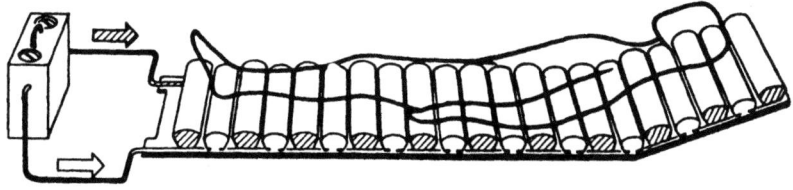

Abb. 14. Beispiel eines sog. Anti-Decubitorbettes. Der Anti-Decubitor besteht aus einer Spezialluftmatratze (Querrippung, Pumpaggregat, Schonbezug für die Matratze). (Aus J. Schiefele u. J. Staudt: Praxis der Altenpflege. 2. Aufl. München, Berlin, Wien: Urban & Schwarzenberg 1975)

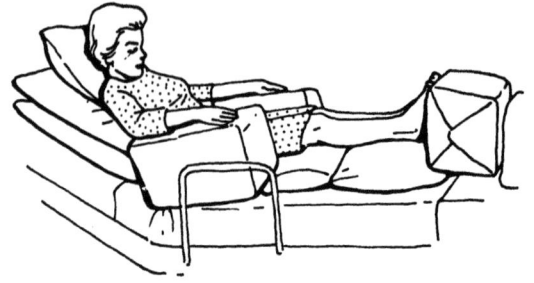

Abb. 15. Lagerung eines betagten Herzkranken. (Aus J. Schiefele u. J. Staudt: Praxis der Altenpflege. 2. Aufl. München, Berlin, Wien: Urban & Schwarzenberg 1975)

Extremitäten dürfen nicht über der Horizontalen liegen, bei guter Polsterung der Kniekehlen. Eine Fußstütze muß das Herunterrutschen des Patienten verhindern. Die Arme werden auf Spreusäckchen oder ähnlichem leicht abgewinkelt in Herzhöhe gelagert (Abb. 15).

Bei halbseitiger Lähmung liegt der Kranke mit leicht erhobenem Oberkörper, die Schulter mit Kissen gepolstert. Der gelähmte Arm wird, vom Körper leicht abgewinkelt, auf ein Spreusäckchen oder Kissen hochgelagert, wobei der Ellenbogen in Supinationsstellung liegen soll. Unter den distalen Bereich eines gelähmten Oberschenkels wird bis zum Knie ein dünnes Schaumgummikissen gelagert. Die Außenrotation des Beines soll mittels eines Sandsacks auf der Lateralseite des Fußes nach Möglichkeit verhütet werden. Das gelähmte Bein muß mit Hilfe einer Fußstütze zur Vermeidung eines Spitzfußes gelagert werden, außerdem sollte ein Fersenring oder eine Fersenrolle zur Decubitusprophylaxe der Fersenregion angebracht werden.

Die weiteren Rehabilitationsmaßnahmen umfassen, abgesehen von der richtigen Lagerung des Betagten,
1. die aktivierende Pflege durch Bewegungsübungen,
2. die Befreiung von der Bettlägerigkeit mit Zurückgewinnung der Sitz-, Steh- und Gehfunktion und
3. die Ergotherapie mit dem Ziel, die körperlichen Funktionen gezielt zu verbessern, die alltäglichen Verrichtungen zu üben und die latent verbliebenen geistigen Funktionen zu trainieren.

Das richtige Stützen und Führen eines Betagten beim Gehen wird von zwei Pflegerinnen vorgenommen, die den Patienten von hinten nach vorn mit ihren Unterarmen unter die jeweilige Achsel fassen; die andere Hand der Schwester stützt Ellenbeuge und Hand des Kranken.

Eine weitere Rehabilitationsmaßnahme besteht darin, die früher bettlägerigen Betagten anzuleiten, von einem passend gewählten Stuhl selbständig aufzustehen und mit Hilfe eines Gehgestells oder eines sog. Gehbügels oder -wagens unter Kontrolle einer Pflegeperson Gehübungen vorzunehmen. Teil 1 der Abb. 16 zeigt die korrekte Technik des Betagten, sich von einem geeigneten Stuhl zu erheben. Aus dieser Stellung kann der Patient den Handgriff eines

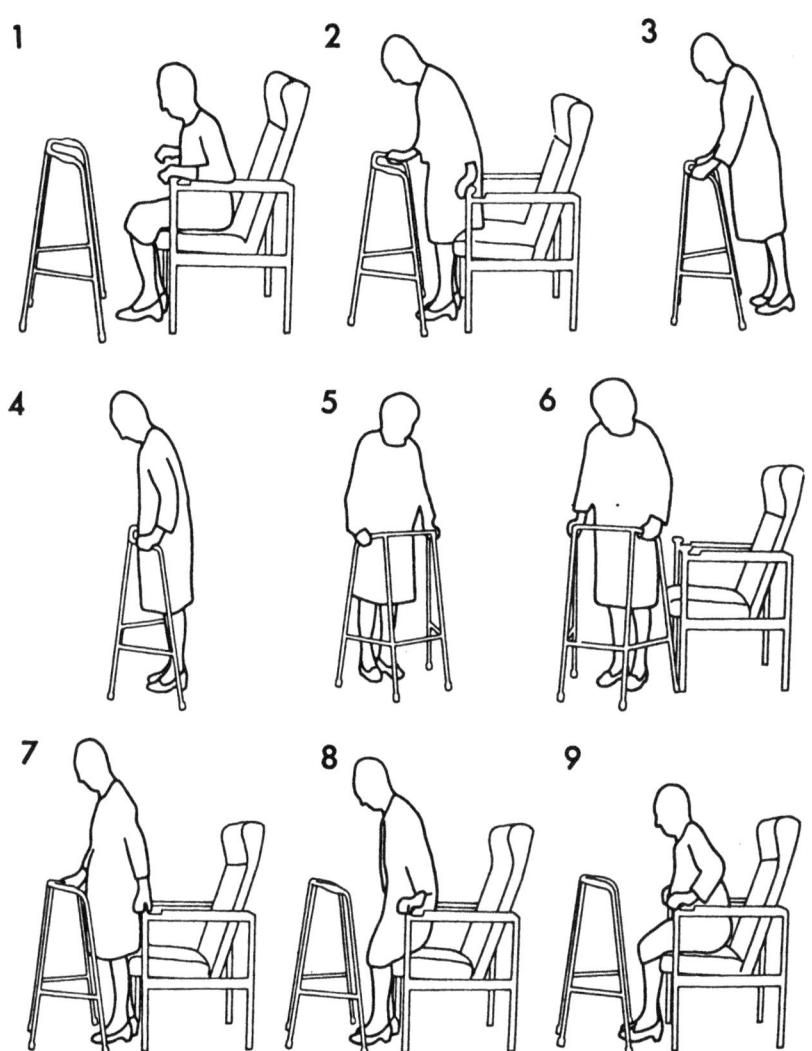

Abb. 16. Teil 1–9. Korrekter Gebrauch eines Gehbügels. (Aus Hodkinson: An outline of Geriatrics. London-New York-San Francisco: Academic Press 1975)

Gehgestells mit einer Hand ergreifen, während die andere sich noch auf die Lehne des Stuhls stützt, um das Gleichgewicht aufrechtzuerhalten (Teil 2 der Abb. 16). Die zweite Hand des Betagten kann dann sicher zum Gehgestell greifen, das etwa 30 bis 40 cm vor ihm steht fest (Teil 3 der Abb. 16). Bei auf dem Boden stehendem Gehapparat wird nunmehr jeder Fuß einen Schritt vorangestellt, wobei der Betreffende mit leicht gebückter Haltung sich auf das

Gehgestell stützt. Nach 2–3 Schritten wird der Gehapparat unter behutsamer Korrektur, evtl. durch eine Pflegeperson, vorgeschoben bzw. vorgerückt (Teil 4 der Abb. 16). Nach dem Umhergehen (Teil 5 der Abb. 16) muß sich der Patient ruhig, langsam und richtig zu seinem Stuhl bewegen (Teil 6 der Abb. 16). Dabei dreht er sich vorsichtig mit dem Gehapparat, bis dessen Haltegriffe mit den Enden der Stuhlarmstützen korrespondieren (Teil 7 der Abb. 16). Danach faßt der Patient vorsichtig unter Loslassen der Gehbügel die Armstützen an (Teil 8 der Abb. 16) und setzt sich langsam in den vor einem Abrutschen geschützten Stuhl (Teil 9 der Abb. 16).

2. Ausgewählte Kapitel aus der speziellen Geriatrie

In den folgenden Kapiteln sollen Krankheitsbilder aus der speziellen Geriatrie besprochen werden, die wegen ihrer Häufigkeit und Behandlungsbedürftigkeit in der Praxis besonders bedeutsam sind.

2.1. Herz und Kreislauf

2.1.1. Zum Begriff des sog. Altersherzens

Mit dem Alter nehmen Erkrankungen des Herzens und des Kreislaufes sprunghaft zu und werden bei älteren Menschen über 65 Jahren mit einem Drittel aller Fälle zur häufigsten Todesursache. Die Todesrate an kardiovasculären Krankheiten steigt exponentiell mit dem Alter an. Bei Männern verdoppelt, bei Frauen verdreifacht sich die kardiale Todesrate für jede Lebensdekade (Caird u. Dall, 1973) (Abb. 17).
Beim alternden Menschen findet sich eine problemreiche Konstellation der physiologischen und pathologischen Herz- und Kreislaufverhältnisse. Je älter ein Mensch wird, um so schwieriger sind die physiologischen von den pathologischen Altersvorgängen am Herzen zu trennen. Nach den bisherigen Forschungen (Zapfe, 1970; Rivier, 1975) gibt es bei kreislaufgesunden Betagten ein Altersherz im Sinne eines essentiellen Cor senile wohl nicht. Bis heute ist es weder licht- noch elektronenmikroskopisch gelungen, das wahre Alter mit der Morphologie der Myokardfaser zu korrelieren. Es gibt sogar klinisch gesunde Herzen bei Langlebigen über 100 Jahre, die sich nicht von denen bei 50- bis 60jährigen unterscheiden. Im höheren Alter rückt jedoch die Herzleistung physiologischerweise an die Insuffizienzgrenze heran, und zwar im Sinne einer erhöhten Versagensbereitschaft unter verschiedenartigen Belastungen. Der alternde Mensch paßt sich unbewußt der verminderten Leistungsfähigkeit seines Herzens durch wohldosierte und reduzierte Alltagsbelastung an. Da jedoch eine echte Pumpinsuffizienz des Herzens unter diesen Alltagsbedingungen nicht existiert, spricht man heute nicht mehr wie früher von einer physiologischen Altersinsuffizienz des Herzens.

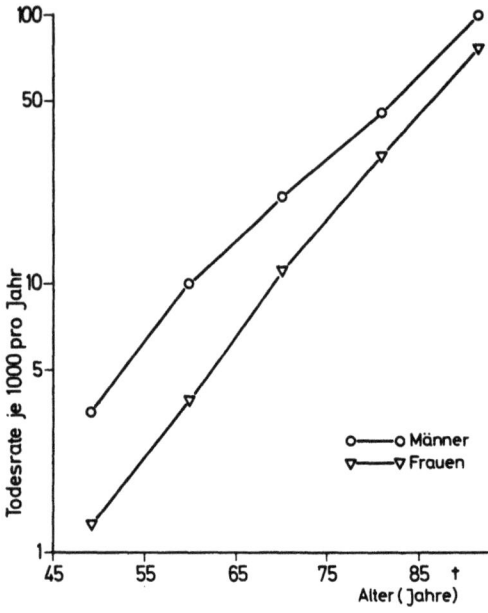

Abb. 17. Todesrate je 1000 pro Jahr bei Herzkrankheiten in Schottland (1969). Man beachte: die Ordinatenangaben sind logarithmisch. (Nach F. I. Caird, u. J. L. C. Dall: The Cardiovascular System. In: Textbook of Geriatric Medicine and Gerontology. Edinburgh, London: Churchill Livingstone 1973)

Es gibt keine essentielle Herzinsuffizienz des Greisenalters, sondern nur eine Herzinsuffizienz im Greisenalter, die nach Pomerance (1975) sowie Linzbach u. Akuamoa-Boateng (1973) stets durch pathologisch-anatomische Faktoren im Sinne einer Polypathie des Herzens bedingt ist.

Die häufigsten gleichzeitig registrierten pathologisch-anatomischen Veränderungen sind:
1. Die coronare Herzkrankheit mit ihren ischämischen Myokardnekrosen aufgrund einer stenosierenden Coronarsklerose.
2. Die Arterio- bzw. Arteriolosklerose der intramuralen Gefäße.
3. Die Hypertrophie der linken, weniger der rechten Herzkammer.
4. Veränderungen der Mitral- und Aortenklappe.
5. Disseminierte degenerative Veränderungen des Myokards auf dem Boden einer Arteriolosklerose und früher durchgemachter Myokarditiden.

Die Herzkrankheiten spielen in der Geriatrie eine so große Rolle, weil die zunehmende Alterspolypathie des Herzens auf die Polypathie des alternden Gesamtkörpers trifft. Im folgenden soll nur auf die wesentlichen Unterschiede der bedeutsamsten Herzkrankheiten des alten Menschen im Vergleich mit Jün-

geren eingegangen werden, besonders im Hinblick auf diagnostische und therapeutische geriatrische Besonderheiten.
An erster Stelle steht ohne Zweifel die sog. **coronare Herzkrankheit** als Folge einer stenosierenden Arterio- und Arteriolosklerose der Kranzgefäße. Sie kann sich in 4 Krankheitssymptomen bzw. -zeichen äußern:

▶ Angina pectoris,
▶ Herzinfarkt,
▶ Herzinsuffizienz coronaren Ursprunges,
▶ Arrhythmien.

2.1.2. Angina pectoris

Bei Betagten – vor allem bei Diabetikern – ist die Angina pectoris häufig mit geringeren Schmerzen verbunden als bei Jüngeren; auch nimmt der Prozentsatz an atypischen und komplexen Formen im Alter zu. Nicht selten werden derartige atypische Angina pectoris-Formen durch begleitende Störungen der Magen-, Darm- und Bauchspeicheldrüsenfunktion als Roemheldscher Symptomenkomplex offenkundig. Im höheren Alter kann bei nachweisbarer stenosierender Coronarsklerose eine erhebliche Spielbreite der Angina pectoris-Beschwerden auftreten. Das Spektrum schwankt vom plötzlichen Tod ohne Prodromalsymptome, dem schweren invalidisierenden Infarkt bis zu den versteckten Formen, die sich nur in einem leichten Unwohlsein bei Anstrengung äußern.

Mit zunehmendem Alter steigt die Letalität an Coronarinsuffizienz erheblich an. Die Sterblichkeit ist dabei nach dem 60. Lebensjahr dreimal so hoch wie in jüngeren Altersstufen. Das EKG ist jedoch selbst unter dosierter Belastung oder Langzeit-Registrierung mitunter wenig ergiebig. So gibt es Beispiele von stenosierender Coronarsklerose bei Betagten, bei denen alle drei Hauptäste betroffen sind, ohne daß zumindest in Ruhe eine krankhafte Herzstromkurve festzustellen ist. Anscheinend hängt die Gefährlichkeit der Coronarsklerose mit der Geschwindigkeit zusammen, mit der sich die Coronararterien-Stenose im Vergleich zum Kollateralkreislauf ausbildet.

In der Therapie der Angina pectoris in Folge von Coronarstenosen haben sich bei Betagten folgende Maßnahmen bewährt:

1. Nach wie vor Nitropräparate, wie Nitroglycerin (Nitrolingual) oder Isosorbit-dinitrat (Isoket, Corovliss u. a. m.); bei anhaltenden Kopfschmerzen soll die Dosis reduziert werden.
2. Betarezeptorenblocker: diese jedoch stets in Kombination mit Digitalis, um einen medikamentös induzierten negativ inotropen Effekt zu kompensieren

(Abb. 18a u. b). Ansonsten erhöht *Digitalis* den Sauerstoffbedarf des Myokards und *ist bei Fehlen einer Herzinsuffizienz nicht indiziert*, vgl. jedoch Abschn. 3.4.1 (s. S. 60) und 3.4.3 (s. S. 61). Manifestes Herzmuskelversagen stellt eine Kontraindikation dar.
3. Calciumantagonisten wie z. B. Isoptin oder Adalat.
4. Die sog. Coronardilatatoren wie z. B. Dipyridamolpräparate haben sich uns bei Angina pectoris-Beschwerden von Betagten kaum bewährt.

Bypass-Operationen bei sog. therapieresistenter Angina pectoris können bei entsprechenden coronarographischen Befunden bei Kranken bis zu 65 Jahren durchaus erwogen werden. Wir selbst lassen bei über 65jährigen im allgemeinen keine derartigen Herzoperationen vornehmen, da die Letalität des Eingriffes nach den Erfahrungen der Erlanger Chirurgenschule nach dem 7. Lebensjahrzehnt steil ansteigt. Mit dem Fortschritt der Herzchirurgie hat sich hingegen auch die Letalität der aorto-coronaren Bypass-Operation bei über 70jährigen im letzten Jahr deutlich gesenkt.

2.1.3. Herzinfarkt im höheren Alter

Der Herzinfarkt im höheren Alter wird zunehmend häufig mit einer Verschiebung des Geschlechtsquotienten zuungunsten der Frauen beobachtet (Hauss u. Oberwittler, 1975) und ist außerdem mit einer höheren Letalität belastet. Die Kliniksterblichkeit bei den über 80jährigen Herzinfarktpatienten in dem Krankengut von Beck und Hochrein (1975) ist mit 61% 7mal höher als die der unter 65jährigen mit einer Sterblichkeit von 8,4%.

Beim Überblick größerer Untersuchungsreihen zeigt das klinische Bild des Herzinfarktes bei Betagten manche Verschiedenheiten von dem gut bekannten Verhalten im mittleren Alter. Im höheren Alter verlaufen nach Rodstein (1971) nur 20–30% der Myokardinfarkte typisch; über 40% offenbaren sich jedoch in einer abweichenden Symptomatik mit zunehmender Atemnot, akuten Verwirrtheitszuständen, Ohnmachtsperioden, Hemiplegie, Erbrechen und allgemeiner Schwäche. Man sollte deshalb in praxi an einen Herzinfarkt bei Greisen denken, bei denen eine plötzliche Verschlechterung des Allgemeinzustandes in Kombination mit Dyspnoe, Synkopen oder Verwirrtheitszuständen das klinische Bild beherrscht, ungeachtet ob Brustschmerzen angegeben werden oder nicht. Nicht selten stellen Pathologen bei betagten Verstorbenen große fibröse Ventrikelaneurysmen fest, ohne daß der Patient je etwas von einem erlittenen Herzinfarkt bemerkt hätte. Im höheren Alter besteht fernerhin eine vermehrte Neigung des Herzinfarktes zur Wandruptur mit Prädilektionsstellen an der Vorderwand des linken Ventrikels.

Die Therapie des Herzinfarktes im höheren Alter unterscheidet sich kaum von der bei Jüngeren. Bei hochbetagten Herzinfarktkranken soll man von Antikoa-

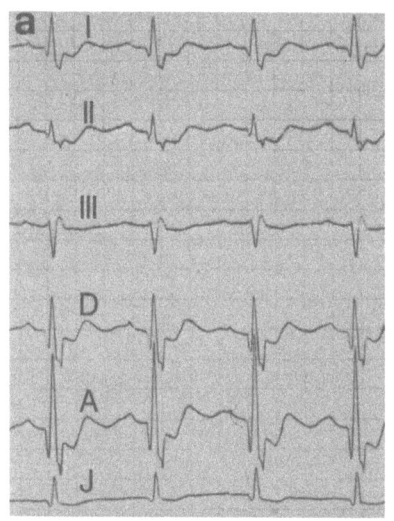 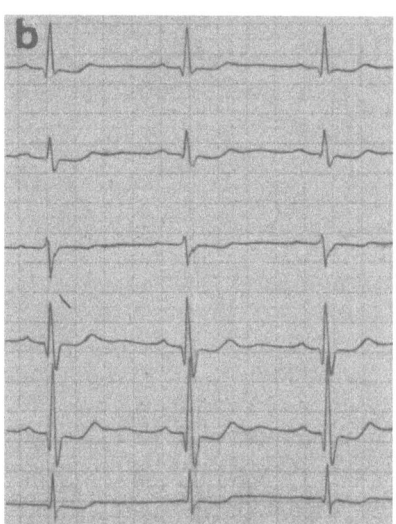

Abb. 18a. Erhebliche Störung der Erregungsrückbildung im EKG bei röntgenologisch nachgewiesener stenosierender Coronarsklerose bei einer 78jährigen Frau (M. W.)

Abb. 18b. Deutliche Besserung der Herzstromkurve nach 8monatiger Therapie mit 2 × täglich 1 Tablette eines Betarezeptorenblockers (Visken) und 2 × 1 Tablette Novodigal mit Wochenend-Pause

gulantien wegen des vermehrten Risikos einer Blutungskomplikation absehen. Ältere Personen sind gegenüber gerinnungshemmenden Mitteln vermehrt empfindlich und durch Interferenz mit anderen zusätzlich verabreichten Drogen gefährdet (Talley u. Laventurier, 1972). Sofern nicht lebensbedrohliche Komplikationen wie akutes Lungenödem und zunehmender Schock eine sofortige Krankenhauseinweisung zunächst verbieten, sollte man ältere Herzinfarktkranke stationär, möglichst auf einer Intensivpflegestation versorgen lassen. Deshalb sorge man für einen schnellen Transport der Betroffenen im Notarztwagen. Die in der Klinik zur Verfügung stehende kontinuierliche Monitorüberwachung läßt frühzeitig Herzrhythmusstörungen erkennen und behandeln, die erfahrungsgemäß für die hohe Letalität auch des Herzinfarktes im höheren Alter verantwortlich sind.

2.1.4. Herzinsuffizienz im Alter

Die echte Herzinsuffizienz im Alter basiert auf einer meist vorhandenen kardialen Polypathie. Sie entwickelt sich bei bisher Kreislaufgesunden so langsam, daß die Betreffenden sie zunächst kaum wahrnehmen (Ausnahme: Herzinsuf-

fizienz bei akutem Herzinfarkt). Im Anfang stehen Klagen über leichte Ermüdbarkeit und allgemeinen Leistungsabfall. Als Zeichen eines primären Versagens des linken Ventrikels macht sich zunächst Atemnot bei körperlicher Belastung bemerkbar, später auch in Ruhe oder als Orthopnoe.
So hat auch unsere Befragung einer Gruppe von 75–100jährigen im Vergleich mit Jüngeren ergeben, daß die Mehrzahl der Greise zur Kompensation ihrer latenten Dyspnoe zwei Kopfkissen zum Schlafen benötigt. Bei Betagten ist die Nykturie ein spezielles Frühzeichen einer beginnenden Herzinsuffizienz. Das Auftreten von kardialen Ödemen im höheren Alter wird nicht selten durch eine Hypoproteinämie begünstigt. Ansonsten unterscheidet sich die Klinik der manifesten Herzinsuffizienz im höheren Alter nicht von der in anderen Lebensstufen.
Bei der Therapie des Herzversagens im Alter (körperliche und seelische Schonung, natriumarme Kost, Anwendung von Herzglykosiden und evtl. einem Saluretikum) sind einige Besonderheiten zu beachten. Die probatorische Digitalisierung ist ein geeignetes Mittel, um eine beginnende latente Herzinsuffizienz im Alter zu erkennen. Hat sich der Betagte nach Gabe einer ausreichenden Menge von Herzglykosiden besser gefühlt, ist eine Dauerdigitalisierung angezeigt. Die zur Erhaltung der Kompensation notwendige Glykosidmenge schwankt im Senium von Patient zu Patient noch stärker als in jüngeren Jahren. Die therapeutische Breite ist oft sehr gering, und nicht selten findet sich im Alter eine hohe Digitalisempfindlichkeit. Deshalb empfiehlt sich zur Dauertherapie der Herzinsuffizienz im Alter eine langsame Sättigung unter steter Beachtung von Überdosierungserscheinungen. Man bevorzuge in der geriatrischen Praxis die orale Darreichungsform von Digoxinpräparaten in relativ niedriger Dosierung, z. B. als Sättigungstherapie 3 bis 5 Tage 3mal täglich 1 Tablette Lanicor oder Novodigal, zur Erhaltungstherapie 2–3mal $^1/_2$ Tablette bzw. 2–3mal 1 Tablette Novodigal mite.
Das insuffiziente Herz der Betagten neigt unter Digitalistherapie leicht zu Bradykardie und Intoxikationserscheinungen. Hypokaliämie und Hypercalciämie verstärken bei Greisen besonders die Digitalistoxicität. Deshalb nehme man auch von einer allzu starken Verabfolgung von Saluretica und Laxantien bei alten Patienten wegen der Hypokaliämie-Gefahr Abstand.

2.1.5. Herzrhythmusstörungen bei Betagten

Mit ansteigendem Alter nehmen Erregungsbildungs- und -leitungsstörungen zu. So steigt die Häufigkeit von Extrasystolen von 9,9% in der 6. Dekade auf 90% im 9. Lebensdezennium an (Polzien, 1971). In ähnlichem Ausmaß vermehrt sich ab dem 7. Lebensjahrzehnt die Neigung zu absoluter Arrhythmie bei Vorhofflimmern, seltener bei Vorhofflattern, meistens auf dem Boden einer Coronarsklerose. AV-Überleitungsstörungen treten jenseits des 80. Lebensjahres bei 5,7% aller Fälle auf; jedoch beeinflußt der AV-Block 1. und 2. Grades die Hämodynamik bei Betagten wenig und ist auch mit einer höheren Altersstufe durchaus vereinbar. Der intermittierende oder konstante AV-Block III. Grades führt jedoch im höheren Alter selbst bei geringen Kammerasystolien frühzeitig zu Störungen der Hirndurchblutung bei den meist cerebralsklerotischen Patienten. Bei diesem Personenkreis sollte möglichst bald ein Demand-Schrittmacher implantiert werden.

Seniorenerkrankungen sind mit wenigen Ausnahmen auch die speziellen Formen einer Herzrhythmusstörung, wie z. B. das »Syndrom des hyperaktiven Karotissinus«, speziell das der herzhemmenden Form, ausgelöst durch exogenen Druck auf die Carotisgabel, und das damit nicht identische »Syndrom des kranken Sinusknotens« (sog. Bradykardie-Tachykardie-Syndrom). Die Betreffenden erkranken in einem Durchschnittsalter von 65 bis 70 Jahren.

Schenkelblockbilder werden jenseits des 80. Lebensjahres in 7% aller Fälle beobachtet, hierbei ist der Rechtsschenkelblock noch als prognostisch am günstigsten anzusehen. Die Lebensprognose des Linksschenkelblockes ist hingegen bei alten Patienten ungleich ungünstiger, wobei der zusätzliche Befall des rechten Schenkels neben einem Faszikel des linken Schenkels (bifasciculärer Block) wegen der Gefahr der Entwicklung zum totalen Block als besonders gefährlich angesehen wird.

Einzelne Extrasystolen erfordern keine Therapie, jedoch ist eine antiarrhythmische Behandlung mit Chinidin-Sulfat (z. B. Chinidin-Duriles), Prajmaliumbitartrat (Neo-Gilurytmal), Verapamil (Isoptin) oder Betarezeptorenblockern (z. B. Dociton, Beloc, Prent o. ä.) bei folgenden Sachverhalten indiziert: bei gehäuftem Auftreten von ventriculären Extrasystolen (z. B. bei mehr als 5 Extraschlägen in der Minute) und bei der Extrasystolie en salves, bei multifokaler Extrasystolie sowie bei sehr frühzeitigem Einfall in die vulnerable Phase (R- auf T-Phänomen). Bei der Therapie der absoluten Arrhythmie bei Vorhofflimmern und Vorhofflattern vergesse man nicht, die zugrundeliegende Ursache aufzudecken, wie Mitralfehler, coronare Herzerkrankung, Thyreotoxikose (speziell das im Alter so häufig verkannte toxische Adenom der Schilddrüse), Lungenembolien, eine unzureichend behandelte Herzinsuffizienz, Hypokaliämien, Infektionen oder Anämie.

Besonders dankbar ist die Therapie der schnellen Form der absoluten Arrhythmie bei Vorhofflimmern mit oralen Digitoxingaben, um eine ökonomische Kammerfrequenz von 60 bis 70/min zu erreichen.

Bei ausgeprägten AV-Blockformen (2. bis 3. Grad) und übermäßig bradykarder Form der Flimmerarrhythmie benütze man zunächst kleine Dosen von Orciprenalin (Alupent) und vermeide möglichst Atropin wegen der Gefahr, ein latentes Altersglaukom zu provozieren.

Die jüngsten günstigen Erfahrungen auf dem Gebiete der geriatrischen Kardiologie haben zu einer vermehrten Anwendung des Herzschrittmachers selbst bei Höchstbetagten geführt. Hierbei gelten folgende Indikationen:

1. bei ausgesprochenen AV-Blockformen mit gesichertem Adams-Stokes-Anfall in der Anamnese und speziell bei nicht mehr medikamentös beherrschbarer Adams-Stokes-Symptomatik;
2. prophylaktisch bei älteren Patienten mit bifasciculärem Block (Rechtsschenkelblock und linksanteriorem bzw. linksposteriorem Hemiblock) und PQ-Verlängerung, die erfahrungsgemäß in absehbarer Zeit zum kompletten Herzblock neigen;
3. bei sonst therapeutisch nicht beherrschbarer bradykarder Herzinsuffizienz;
4. bei ausgesprochenen Bradykardie-Attacken im Rahmen eines kranken Sinusknotensyndromes (die tachykarden Episoden dieses Sick-sinus-Syndromes werden durch gleichzeitige Gaben eines geeigneten Antiarrhythmicums unterdrückt), und
5. in klinisch ausgeprägten Beispielen eines hyperaktiven Carotissinus-Reflexes mit erheblicher ventriculärer Asystolie (über 5 sec), wobei dieser vagokardiale Reflex durch Druck auf den Carotissinus an einer der meist sklerotischen Carotisgabeln ausgelöst wird.

2.2. Lunge

Lungen- und Bronchialkrankheiten nehmen mit dem Alter überproportional zu. An und für sich gibt es keine spezifisch altersbedingten Krankheiten des Atemapparates, jedoch haben die pulmonalen Altersveränderungen einen steuernden Einfluß auf die Erscheinungsform und die Folge gewisser Lungen- und Bronchialleiden. Das Thema: »Respiration und ihre Erkrankungen im Alter« ist heute so umfangreich geworden, daß wir uns aus der Sicht des praktizierenden Arztes auf die Besprechung von zwei wesentlichen Teilaspekten beschränken wollen:
1. die morphologischen und funktionellen Lungenveränderungen im Verlauf des Alterns und
2. das sog. bronchitische Syndrom im Alter.

2.2.1. Die physiologischen Altersveränderungen der Lunge

Das morphologische Grundphänomen ist die Erschlaffung des elastischen Fasergerüstes der alternden Lunge mit Minderung der elastischen Retraktionsfähigkeit. Mit dieser Gerüsterschlaffung ist ein Altersumbau der Lungenstruktur mit einer Reduktion des Alveolarisierungsgrades im Sinne einer Gefügedilatation im Acinus verbunden (Giese, 1961). Dabei kommt es zu einer Dilatation

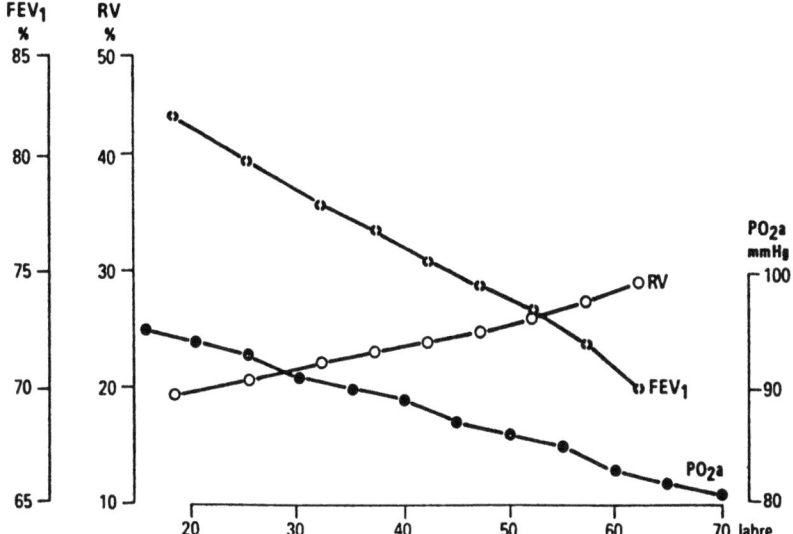

Abb. 19. Altersgang der Normalwerte (Männer) des forcierten Atemstoßes (Tiffeneau-Test, FEV_1 = % der Vitalkapazität), des Residualvolumens (RV = % der Totalkapazität) und des arteriellen Sauerstoffdruckes (P_{O_2a} = mmHg). Nach Sollwertuntersuchungen der EGKS (Aus Ulmer u. Mitarb., 1976. Abb. nach Hartung: Pathologie der Alterslunge. Z. Gerontol. *10*, 385, 1977)

der Alveolargänge mit Deformierung und Vergrößerung der Lungenalveolen. Diese Alterungsvorgänge im Sinne einer Retraktionsschwäche der Lunge führen zu einer Funktionseinbuße, die annähernd linear mit zunehmendem Alter fortschreitet (Abb. 19). So kommt es zu einer deutlichen Einschränkung des forcierten Exspirationsstoßes sowohl in der maximalen Atemstromstärke als auch im Einsekunden-Wert des Volumens, z. B. als Tiffeneau-Test prozentual auf die Vitalkapazität bezogen.

In praxi führen die physiologischen Funktionseinbußen der Lunge z. B. dazu, daß Großeltern die brennenden Kerzen eines Weihnachtsbaumes viel schlechter ausblasen können als ihre Enkel.

Im Rahmen des Funktionswandels der Alterslunge nimmt das Residualvolumen von etwa 20% auf 35% der Totalkapazität zu. Die Verkleinerung der Gasaustauschfläche und die Capillarreduktion führen zu einer Abnahme der Diffusionskapazität. Die zunehmende Ventilations-Perfusions-Verteilungsstörung bewirkt eine Erniedrigung des durchschnittlichen arteriellen Sauerstoffdruckes (Abb. 19). Nach Hartung (1977) entwickelt sich jedoch selbst bei erheblichem diffus-atrophischem Umbau des alternden Lungengewebes im allgemeinen keine pulmonale Hypertonie. Da unter physiologischen Belastungen bei gesunden Betagten die Grenze der pulmonalen Insuffizienz nicht erreicht wird, spricht man in der geriatrischen Pulmonologie heute nur von einer Alterslunge und nicht von einem senilen Emphysem. Der physiologisch alternde Mensch wird nicht von sich aus »lungenkrank«; er ist aber beim Auftreten pulmonaler Erkrankungen in erhöhtem Maße gefährdet, weil die funktionellen Reserven gemindert sind.

2.2.2. Das bronchitische Syndrom im höheren Alter

Unter den Lungenerkrankungen im Alter spielt heute, abgesehen vom Bronchialcarcinom und der Herdpneumonie, das bronchitische Syndrom die praktisch bedeutsamste Rolle. Der Altersgipfel der chronischen Bronchitis liegt zwischen dem 50. und 70. Lebensjahr und reicht damit in das Senium hinein. Aus praktisch-klinischen und therapeutischen Gesichtspunkten hat Schmidt (1973) das Krankheitsbild der chronischen Bronchitis in ein bronchitisches, emphysematisches und asthmatisches Syndrom eingeteilt.

2.2.2.1. Ätiologie und Pathogenese

Durch kumulative Einwirkung von Umweltfaktoren wie Luftverschmutzung, inhalatives Zigarettenrauchen, rezidivierende Infekte u. a. m., entstehen auf dem Boden einer endogenen Disposition (in seltenen Fällen als Alpha-I-Antitrypsinmangel, Mucoviscidose und Verminderung von IgA im Blut und Bronchial-Sekret definiert mit resultierender verminderter Phagocytose-Aktivität) eine Reihe anfangs noch reversibler, dann dauerhafter Veränderungen in der Bronchialwand. Es sind dies Schädigung des Flimmerepithels, entzündliche Infiltration, Zunahme der Becher-Zellen mit Vermehrung der mucösen Drüsenanteile, Störung des Bronchialtonus und Narbenbildung. Die im Alter bereits physiologischerweise eingeschränkte Lungenfunktion wird durch die funktionell bedeutsamste Auswirkung des bronchitischen Syndromes, die Bronchialobstruktion, erheblich verschlechtert: der endobronchiale Luftströmungswiderstand nimmt zu. Diese obstruktive Ventilationsstörung ist meßbar z. B. als erhöhte »Atemwegsresistance« oder als Erniedrigung des Tiffeneau-Wertes.

Klinisch lassen sich im Ablauf der chronischen Bronchitis im Alter drei fließend ineinander übergehende Stadien unterscheiden:
1. Chronische Erkrankungen der Lunge beginnen und verlaufen im Alter schleichend und sind anfänglich relativ symptomarm. So klagen die Patienten monate- oder jahrelang nur über einen vorwiegend morgens einsetzenden Husten mit Auswurf eines zähen, schlecht expektorierbaren Schleimes. Nicht selten wird dies als Raucherhusten verharmlost.

2. In der zweiten Phase folgen rezidivierende virale bzw. sekundär bakterielle Bronchialinfekte, die das Sputum schleimig bis eitrig werden lassen.
3. Im letzten Stadium entwickelt sich auf dem Boden der geschilderten obstruktiven Ventilationsstörung eine respiratorische Insuffizienz. Die dabei auftretende Atemnot wird zunächst nur unter Belastung, später auch in Ruhe mit Zeichen einer generellen alveolären Hypoventilation offenbar. Die damit verbundene chronische arterielle Hypoxämie und Gefäßreduktion führt zur pulmonalen Hypertonie mit Ausbildung eines chronischen Cor pulmonale. Dabei treten die respiratorische Insuffizienz beim bronchitischen Syndrom und das Cor pulmonale im höheren Lebensalter oft erst nach jahrzehntelangem Verlauf auf. Eine zusätzliche Herdpneumonie kann sich im letzten Stadium des chronisch-bronchitischen Syndromes sofort bedrohlich, ja letal auswirken. Der Tod an dekompensiertem Cor pulmonale ist die häufigste Todesursache bei Betagten mit chronischer Bronchitis.

2.2.2.2. Therapie des bronchitischen Syndromes

Unter dem Aspekt des meist chronisch-progredienten Verlaufes des bronchitischen Formenkreises ist es durchaus ein Behandlungserfolg, wenn es gelingt,
1. einen erträglichen Restzustand zu erhalten und zu stabilisieren,
2. interkurrente akute entzündliche Exacerbationen zu überbrücken und
3. das Auftreten gesetzmäßiger Spätfolgen hinauszuschieben (Chowanetz u. Mitarb., 1977).

Vorrangig ist in jedem Stadium die Ausschaltung exogener Noxen (Beendigung des Zigarettenrauchens, Beseitigung häufig berufsbedingter physikalischtoxischer und chemisch-irritativer Einflüsse) und die Expositionsprophylaxe bei Allergien.

Die medikamentöse Therapie der chronischen Bronchitis verfolgt drei Hauptziele:
1. Infektbekämpfung,
2. Sekretolyse,
3. Bronchialerweiterung.

Antibiotica dämmen die bakteriellen Entzündungen ein und vermindern so das Schleimhautödem sowie die Hyper- und Dyskrinie. Man verabreiche bereits bei den ersten Anzeichen eines Infektes für mindestens zwei Wochen – häufig auch länger und über die klinische Besserung hinaus – Breitbandantibiotica. Tabelle 5 gibt eine Übersicht über die Mittel der ersten Wahl bei der Chemotherapie bakterieller Bronchialinfekte.

Sollte sich nach fünf Behandlungstagen keine klinische Besserung abzeichnen, ist eine genauere Erregerdifferenzierung im Sputum mit Antibiogramm nötig. Dabei gelten als häufigste und obligat pathogene Keime Haemophilus influenzae und Diplococcus pneumoniae. Bei lebensbedrohlichen Krankheitsbildern, speziell im hohen Alter, muß die antibiotische Therapie von Anfang an auch

Tabelle 5. Mittel der ersten Wahl bei der Chemotherapie bakterieller Bronchialinfekte

Generic name	Handelsnamen	mittlere Tagesdosis
Doxycyclin	Vibramycin	100–200 mg
Minocyclin	Klinomycin	100–200 mg
Ampicillin	Binotal, Amblosin	4 × 1 g
Pivampicillin	Maxifen, Berocillin	4 × 700 mg
Amoxicillin	Clamoxyl, Amoxypen	3 × 750 mg
Co-Trimoxazol	Eusaprim, Bactrim	2 × 0.16/0.80 g

fraglich pathogene Keime erfassen. Hier haben sich auch Kombinationen aus Ampicillin (oder Carbencillin), Oxacillin und Gentamycin bewährt.

Die **Sekretolytica** bewirken eine Verflüssigung des Sputums und damit ein besseres Abhusten. Der Wirkungsmechanismus der einzelnen Sekretolytica ist pharmakologisch nicht völlig geklärt. In Frage kommen Ozothin, Mukolytikum Lappe und Bisolvon; hiervon 3–4mal täglich 1 Tablette.

Die Broncho-Spasmolytica wirken spezifisch der vermehrten Constriction der Bronchialmuskulatur entgegen. Diese Mittel sind immer dann indiziert, wenn der Broncholyse-Test in der Lungenfunktionsprüfung einen reversiblen Anteil der bronchialen Obstruktion abgrenzen läßt.

Die am häufigsten verwendeten **Bronchodilatatoren** gehören zur Gruppe der Sympathicomimetica. Die neuen beta-2-selektiven Präparate, wie z. B. Sultanol, Bricanyl und Berotec, zeigen eine längere Wirkungsdauer und geringere kardiale Nebenwirkungen als die früheren, wie z. B. Aludrin oder Alupent. Man verabfolgt am besten mehrere kleine über den Tag verteilte Wirkstoffmengen, oder wegen des schnelleren Wirkungseintrittes und der geringeren applizierten Menge die entsprechenden Präparate mit dem Dosier-Aerosol (1–2 Hübe bei Bedarf oder höchstens alle 3–5 Std). In jüngster Zeit wird als optimale bronchodilatative Therapie bei chronischer Bronchitis für kooperative Patienten die alternierende Anwendung eines Atropin-Derivates (Atrovent) als Dosier-Aerosol im Wechsel mit einem der angeführten Beta-Sympathikomimetica in etwa dreistündigem Abstand empfohlen.

Bei Verdacht auf allergisch gesteuerte chronische Bronchitis ist ein Therapieversuch mit Dinatrium cromoglicicum (Intal) über mindestens 1–2 Monate angezeigt (2–4 Inhalationen pro Tag). Das Präparat soll die Freisetzung sog. Spasmogene wie Histamin, Serotonin und Bradykinin aus den bronchialen Mastzellen verhindern.

Wenn sich über längere Zeit unter Einsatz von Antibiotica, Sekretolytica und Broncholytica kein befriedigender Zustand erreichen läßt, ist die zusätzliche Anwendung von **Glucocorticoiden** indiziert, die dann oft noch eine broncholytische und sekretionshemmende Wirkung entfalten. Die Auswahl der Patienten sollte nach klinischen (z. B. Häufigkeit und Dauer der Arbeitsunfähigkeit; »blue bloaters«) und funktionsanalytischen (konstant über 10 cm H_2O/ (l/sec) erhöhter Atemwegswiderstand) Kriterien erfolgen. Nach einer initial höheren Dosis von Prednisolon (z. B. von 40 mg täglich) erfolgt die schrittweise Reduktion, die oberhalb der kritischen Hemmdosis von 10–15 mg täglich rascher vorgenommen werden kann. Für die oft unumgängliche Dauerbehandlung z. B. des »Intrinsic Asthma« ist dann eine exakte Einstellung auf mindestens 2,5 mg Prednisolon-Äquivalent genau erforderlich. Die lokale Behandlung mit geringsten Dosen (Sanasthmyl, Viarox) kann praktisch ohne systemische Nebenwirkungen zur Einsparung oder zum völligen Absetzen oral verabreichter Corticoide führen.

Die Diagnostik der Erkrankungen der Alterslunge ist in der letzten Zeit expansiver geworden. So gelten für die Biopsie und Bronchialsekretgewinnung im Rahmen der Bronchoskopie mit den neuen Faseroptiken, sowie in ausgewählten Fällen selbst für die transthorakale Lungenbiopsie keine absoluten Altersbegrenzungen.

2.3. Besonderheiten der Neurologie und Psychiatrie

Im letzten Jahrzehnt hat sich unter dem Einfluß der steigenden Lebenserwartung – mit vermehrt neurologischen und psychischen Ausfällen bei vitalitätsreduzierten Betagten – und der raschen Entwicklung der Psychopharmakologie das Spezialgebiet der geriatrischen Psychiatrie und Neurologie entwickelt. Erfahrungsgemäß wird der praktizierende Arzt häufiger zu psychischen und neurologischen Störungen (8% aller Krankheitsfälle über 65 Jahre) als zu anderweitigen körperlichen Affektionen gerufen.

2.3.1. Vitalitätsgrad und geistige Funktionen

Trotz einer gewissen Gehirninvolution im höheren Alter können nach neueren Untersuchungen in der Seneszenz bei rüstigen Personen noch beachtliche psychische Leistungen erzielt werden, sofern den Betreffenden hierzu genügend Zeit zur Verfügung steht (Thomae u. Mitarb., 1973; Lehr, 1974).

Die hauptsächlichen psychologischen Charakteristika des normalen Alterns sind:
1. eine gewisse Verlangsamung der Denkprozesse;
2. eine harmlose Form der Altersvergeßlichkeit mit zeitweiser Unfähigkeit, sich auf Namen oder Daten von Ereignissen zu besinnen.

Ein rüstiger alter Mensch ist durchaus im Stande, sich selbst zu versorgen und vermag auch im Rahmen seiner körperlichen Fähigkeiten sich zu betätigen (Spazierengehen, Besorgungen erledigen). Er ist ebenso in der Lage, sich den wechselnden Anforderungen einer bestimmten neuen Situation psychisch anzupassen, wenn man ihm genügend Zeit läßt.

Nach unseren Untersuchungen an Hochbetagten hängt die Qualität der körperlichen und geistigen Funktionen im Alter sehr von der noch vorhandenen Vitalität und den Organfunktionsreserven ab. So zeigen die rüstigen alten Menschen der **Vitalitätsgruppe I** trotz mancher Altersgebrechen keine wesentlichen psychischen und neurologischen Ausfälle. Speziell an diesen Personengruppen hat die moderne Psychologie ihre Anschauung bekräftigt, daß es einen wesentlichen psychologischen Altersabbau nicht gebe.

Die **Vitalitätsgruppe II** der Betagten zeigt bereits aufgrund zunehmender Gebrechen (Schwerhörigkeit, Sehstörungen, Osteoporose, Infekte u. a. m.) eine eingeschränkte Lebensfähigkeit. Der Lebensraum der Betreffenden ist auf die Wohnung beschränkt.

Die **Vitalitätsgruppe III** der Betagten umfaßt die ständig Bettlägerigen und Siechen.

Besonders offenkundig wird der unterschiedliche Vitalitätsgrad in dem psychischen Verhalten von 65jährigen nach ihrer Pensionierung. Eine Gruppe entwickelt dabei einen Vitalitätsknick mit Angstvorstellungen und reaktiver Verstimmung. Bei der anderen rüstigen Gruppe führt jedoch der Fortfall des Leistungsdruckes zu einem gewissen Überlegenheitsgefühl und zu einer Altersweisheit.

Die in ihrer Vitalität beeinträchtigten Betagten (Gruppe II und III) klagen in sehr unterschiedlicher Weise über die Abnahme ihrer geistigen Funktionen, insbesondere der Merkfähigkeit und des Gedächtnisses. Dabei ist in der Alterspsychiatrie die Grenze zwischen noch physiologischem Abbau und eigentlicher psychischer Krankheit relativ unscharf.

2.3.2. Psychiatrische Affektionen im höheren Alter

Aus dem weiten Spektrum der psychiatrischen Affektionen im höheren Alter seien aus praktischen Gründen nur zwei angeführt:
1. das sogenannte hirnorganische Psychosyndrom im Sinne von E. und M. Bleuler (1972) und
2. die akuten Verwirrtheitszustände alter Menschen.

2.3.2.1. Das hirnorganische Psychosyndrom im Alter

Die dem hirnorganischen Psychosyndrom zugrundeliegenden cerebralen Abbauerscheinungen führen zu Verlangsamung des Denkablaufes, Konzentrationsschwäche, Störung des Alt- und Frischgedächtnisses und weiterhin zur

Affektlabilität, d. h. zur Reizbarkeit bis Apathie. Das hirnorganische Psychosyndrom macht sich vor allen Dingen bei über 65jährigen in vier Graden von Abbauerscheinungen bemerkbar (C. Müller, 1975): während das **leichte** hirnorganische Syndrom mit geringfügigen Merkfähigkeitsstörungen kaum als krankhaft angesehen wird, führt die **mittelschwere** Form zu Affektlabilität, das **fortgeschrittene** Stadium zu zusätzlicher Gedächtnis- und Orientierungsschwäche und schließlich die **ausgeprägte** Form zu ausgesprochener Demenz mit ständiger Hilfsbedürftigkeit der Betroffenen. Pathologisch-anatomisch kommen für diese Zustände vor allen Dingen hirnatrophische Degenerationsprozesse und cerebralsklerotische Veränderungen in Frage.

2.3.2.2. Die akuten Verwirrtheitszustände alter Menschen

In der allgemeinen neuro-psychiatrischen Praxis spielen die akuten Verwirrtheitszustände alter Menschen auch im Rahmen der sog. Altersmorbidität eine große Rolle. Die zu diesen Zuständen bei Betagten führenden Ursachen sind vielfältiger Natur. Häufig führen bei latenter Cerebralsklerose extracerebrale Belastungen im Rahmen der Multimorbidität zu solchen akuten Episoden, z. B. Infekte der Atemwege oder des uropoetischen Apparates, ferner chirurgische Eingriffe, besonders häufig jedoch Kreislaufstörungen im Verlauf eines Herzinfarktes. Weiterhin seien Hyper- und Hypoglykämien, Exsikkosen (z. B. bei Durchfallserkrankungen) und schwere Vergiftungen als Ursachen genannt. Auch Sedativa und Psychopharmaka können Verwirrtheitszustände auslösen.

2.3.3. Neurologische Krankheiten im Alter

Die neurologischen Krankheiten bei Betagten beruhen auf Alterserscheinungen der Gefäße (Arteriosclerosis cerebri) und des Nervengewebes mit starker Reduzierung und Funktionsbeeinträchtigung der Ganglienzellen. Unter den vielseitigen neurologischen Erkrankungen des älteren Menschen sei wegen ihrer Häufigkeit – so sterben jährlich in Deutschland 75 000 Menschen an Schlaganfall – nur auf die cerebrovasculären Störungen eingegangen. Sie entstehen meistens auf dem Boden einer Cerebralsklerose und können sich in einem Schlaganfall mit Hirninfarkt, weiterhin in einer Hirnblutung oder Hirnembolie und in der intermittierenden Ischämie äußern. Maßgebend sind nicht selten die bekannten Risikofaktoren wie Hypertonie, Herzinsuffizienz, Diabetes mellitus, Hyperlipidämie und Nicotinabusus. Etwa 30% der apoplektischen Insulte haben ihre Ursache in stenosierenden Veränderungen der extra-craniellen hirnversorgenden Arterien (hauptsächlich A. carotis interna), sind angiologisch, z. B. mittels Doppler-Ultraschall-Untersuchung, relativ leicht zu diagnostizieren und können gefäßchirurgisch therapiert werden.

Die klinische Symptomatik des Hirninfarktes, der Hirnblutung (apoplektische Bilder) sowie der intermittierenden Ischämie (flüchtige neurologische Krankheitszeichen) ist von der Lokalisation der Hirnschädigung abhängig.
Die allgemeine Arteriosclerosis cerebri mit cerebraler Mangeldurchblutung führt häufig zu kleinen multiplen Erweichungen (Status lacunaris) und allgemeinem Hirnschwund. Klinisch entstehen dabei die unterschiedlichen Formen des psychoorganischen Syndromes.

2.3.4. Therapie neuro-psychiatrischer Erkrankungen

Die Therapie der neuro-psychiatrischen Krankheitsbilder, speziell der cerebrovasculär bedingten Formen, hat folgende Ziele:
1. Behandlung der zu diesen Zuständen führenden Begleitaffektionen und Risikofaktoren.
2. Neurologische, psychiatrische und soziale Betreuung der Betroffenen.
3. Besserung der cerebralen Ausfälle durch Medikamente.

2.3.4.1. Behandlung der Begleitaffektionen und Risikofaktoren

Vor Einleitung jeder neurologischen und psychiatrischen Behandlung steht die Suche nach einer etwaigen extracerebralen Grundkrankheit und deren Therapie. Die internistische Behandlung zielt zunächst darauf hin, die erwähnten Risikofaktoren zu beseitigen. So können leichte neurologische Herderscheinungen sowie psychopathologische Symptome vollkommen verschwinden, wenn z. B. eine Anämie durch Bluttransfusionen, schwere pulmonale oder cystopyelitische Infekte durch eine ausreichende antibiotische Behandlung oder eine kardiovasculäre Dekompensation durch fachgerechte Digitalisierung behoben werden. Dabei berücksichtige man die alte geriatrische Erfahrung:

> *Je älter ein Mensch wird, um so mehr ist seine Gehirnfunktion von einer optimalen Herz- und Kreislaufleistung abhängig*
> (Schulte u. Tölle, 1972).

2.3.4.2. Neurologische, psychiatrische und soziale Betreuung

Die **neurologische** Therapie der cerebrovasculären Affektionen umfaßt auch die Beratung des Patienten und seiner Angehörigen hinsichtlich einer Änderung der Lebensführung. Außerdem müssen geeignete Rehabilitationsmaßnahmen eingeleitet werden (Lagerung des Kranken, Krankengymnastik u. a. m.), hierzu sei auf unsere Ausführungen im allgemeinen Teil (Kap. 11) hingewiesen. Eine Hauptaufgabe des **Psychiaters** besteht darin, die häufig vorhandenen Angstzustände zu erkennen und zu deuten und durch geduldiges Eingehen auf die Nöte und Beschwerden zu helfen.

Zu den **sozialen** Maßnahmen gehört auch die ärztliche Beratung der Angehörigen und der psychisch und neurologisch erkrankten Betagten. Je nach Lage des Einzelfalles kommt eine Betreuung des Kranken im Familienverband, im Alters- oder Pflegeheim oder sogar in einer psychiatrischen Krankenanstalt in Frage.

2.3.4.3. Medikamentöse Behandlung

Eine spezifische Therapie der neurologischen und psychischen Altersveränderungen gibt es nicht. Bei Angstzuständen und leichten Depressionen verabreiche man Tranquilizer wie Valium oder Antidepressiva, z. B. vom Typ des Imipramin (z. B. Tofranil) oder des Maprotilin (z. B. Ludiomil). Man gebe jedoch nur $2/3$ der üblichen Dosis, um Nebenwirkungen wie Muskelschwäche und Neigung zur Hypotonie zu vermindern.

Bei ausgesprochenen cerebrovasculären Insuffizienzen, speziell bei Hirninfarkt, hat sich die intravenöse Infusion niedermolekularer Dextrane (z. B. in Form des Rheomacrodex) in Kombination mit $1/8$ mg Strophanthin zur Kompensation einer häufig latent vorhandenen Herzinsuffizienz – und evtl. mit einer Beigabe von Actihaemyl – als günstig erwiesen.

2.3.5. Schlaf- und Wachverhalten der Betagten

Das Schlaf- und Wachverhalten der Betagten ist in erster Linie vom Gesundheitszustand und Vitalitätsgrad abhängig. Beim hirnorganischen Psychosyndrom, speziell bei Cerebralsklerose, sind Schlafstörungen häufig. Ältere cerebralsklerotische Patienten mit ihrem inversen Wach- und Schlafverhalten sind oft der Schrecken der Familie, der Krankenhäuser und Pflegeanstalten. In dieser Situation verabreiche man Haloperidol oder intramusculäre Gaben von Dominal und oral 1 Tablette Coffein vor dem Schlafengehen. Bei den üblichen Schlafstörungen von Betagten haben sich kleine Mengen von Diazepam (Valium) oder Nitrazepam (Mogadan) bewährt.

2.3.6. Gibt es Verjüngungsmittel?

Die Wirkungen der bisher angebotenen sog. Geriatrica zur Revitalisierung bzw. Verjüngung, wie z. B. KH 3, die Ginseng-Präparate oder die Frisch- und Trockenzelltherapie, haben sich bei strenger pharmakologischer und klinischer

Prüfung im wesentlichen »als reine Placebos« erwiesen. So weisen Ostfeld u. Mitarb. (1975) in ihrem kritischen Überblick anhand von 285 Originalarbeiten über Wert und Unwert einer Procain-Therapie ältere Menschen mit allem Nachdruck darauf hin, daß dieser Substanz keine therapeutische oder prophylaktische Wirkung bei chronischen Erkrankungen des Alters zugesprochen werden kann. Der Wunsch nach einem medikamentösen »Jungbrunnen«, der immerwährende Vitalität bzw. Jugend verspricht, ist nach dem heutigen Stand der geriatrischen Forschung nicht realisierbar.

Literatur

Beck, O. A., Hochrein, H.: Klinischer Verlauf und Prognose des akuten Myokardinfarktes beim alten Menschen. Dtsch. med. Wschr. *100*, 2133 (1975)

Bleuler, E.: Lehrbuch der Psychiatrie, 12. Aufl. Berlin, Heidelberg, New York: Springer 1972

Böhlau, V.: Alter und Rehabilitation, S. 4. Stuttgart, New York: Schattauer 1974

Brandlmeier, P.: Multimorbidität unter älteren Patienten einer Allgemeinpraxis. Z. Allgemeinmed. *52*, 1269 (1976)

Brocklehurst, J. C.: The Geriatric Day Hospital. London: King Edward's Hospital Fund 1970

Caird, F. I., Dall, J. L. C.: The cardiovascular System. In: Textbook of Geriatric Medicine and Gerontology. Brocklehurst, J. C. (Ed.). Edinburgh, London: Churchill Livingstone 1973

Chowanetz, W., Rückert, K.-H., Juchems, R.: Therapie des bronchitischen Syndromes im höheren Lebensalter. Fortschr. Med. *95*, 1889 (1977)

Cowdry, E. V.: The care of the geriatric patient 2. Aufl., Saint Louis: C. V. Mosby Company 1963

Davison, W.: Medikamentöse Risiken in der Geriatrie. Internist. Praxis *9*, 257 u. 349 (1970)

Doberauer, W., Twerdy, E.: Spezielle Pharmakotherapie in der Geriatrie. In: Klinische Pharmakologie und Pharmakotherapie. Kümmerle, H. P., Garret, E. R., Spitzig, K. H. (Hrsg.), S. 853. München, Berlin, Wien: Urban & Schwarzenberg 1971

Espenschied, S.: Zur Situation und Zufriedenheit von Würzburger Altenheimbewohnerinnen. Inauguraldissertation: Würzburg 1977

Exton-Smith, A. N., Windsor, A. C. M.: Principles of Drug-Treatment in the Aged. In: Clinical Geriatrics. Rossmann, I. (Ed.), p. 369. Philadelphia, Toronto: Lippincott 1971

Franke, H., Schmitt, I.: Hundertjährige; Altwerden und Altsein. Würzburg: Fränkische Gesellschaftsdruckerei 1971

Franke, H.: Polypathie und Multimorbidität bei Langlebigen und Hundertjährigen. Ärztl. Praxis *24*, 1373 (1972)

Franke, H., Gall, L., Gross, W., Moll, E., Weisshaar, D.: Klinisch-chemische Befunde bei 41 Hundertjährigen im Vergleich mit jüngeren Altersstufen. Klin. Wschr. *51*, 183 (1973)

Franke, H.: Probleme der Langzeittherapie in der Geriatrie. Therapiewoche *25*, 51, 7759 (1975)

Franke, H., Gall, L., Chowanetz, W.: Über das sogenannte Altersherz bei 50- bis 100jährigen. Z. Kardiol. *65*, 945 (1976)

Giese, W.: Die allgemeine Pathologie der äußeren Atmung. In: Handbuch der allgemeinen Pathologie, Bd. V/1. Berlin, Göttingen, Heidelberg: Springer 1961

Gsell, O., Merian, P.: Krankheiten der über 70jährigen. Bern, Stuttgart: Huber 1964

Gsell, O.: Gero-Pharmakotherapie. Münch. Med. Wschr. *115*, 1891 (1973)

Gsell, O.: Richtlinien für die Sterbehilfe der Schweizerischen Akademie der medizinischen Wissenschaften. Akt. Gerontol. *7*, 481 (1977)

Hartung, W.: Pathologie der Alterslunge. Z. Gerontol. *10*, 385 (1977)

Heepe, F.: Ernährung. In: Geriatrie in der Praxis. Hauss, W. H., Oberwittler, W. (Hrsg.), S. 265. Berlin, Heidelberg, New York: Springer 1975

Hodkinson, H. M.: An outline of Geriatrics. London, New York, San Francisco: Academic Press 1975

Kaiser, H.: Spezielle Therapie im Alter. In: Gerontology, Proceedings of the VIth

European Congress on Clinical Gerontology. Steinmann, B., (ed.), S. 140. Bern: Huber 1973
Lehr, U.: Psychologie des Alterns. 2. Aufl. Heidelberg: Quelle & Meyer 1974
Lery, N., Lery, L.: Accidents therapeutiques. Paris: Masson 1970
Linzbach, A. J., Akuamoa-Boateng, E.: Die Altersveränderungen des menschlichen Herzens. Die Polypathie des Herzens im Alter. Klin. Wschr. *51*, 164 (1973)
Mikat, B.: Zur Häufigkeit alter Menschen in der Bundesrepublik Deutschland und in West-Berlin. In: Alter und Langlebigkeit. Böhlau, V. (Hrsg.), S. 57. Stuttgart, New York: Schattauer 1975
Müller, C.: Psychiatrie. In: Geriatrie in der Praxis. Hauss, W. H., Oberwittler, W. (Hrsg.), S. 157. Berlin, Heidelberg, New York: Springer 1975
Oberwittler, W., Hauss, H.: Herz und Gefäße. In: Geriatrie in der Praxis. Berlin, Heidelberg, New York: Springer 1975
Ostfeld, A., Smith, C. M., Stotsky, B. A.: The systemic use of procaine in the treatment of the elderly. J. Am. Geriatr. Soc. *25*, 1 (1975)
Platt, D.: Biologische Aspekte des Alterns. Internist *19*, 393 (1978)
Polzien, P.: Herzrhythmusstörungen im Alter. In: Das Herz des alternden Menschen. Erlangen: Perimed Dr. Straube 1971
Pomerance, A.: Die Pathologie des Myokards im Alter, S. 11, Sandorama Juni 1975
Ries, W.: Zu den Beziehungen zwischen Altern und Krankheit. Z. inn. Med. *31*, 85 (1976)
Rivier, J. L.: Herzkrankheiten. In: Ein kurzes Lehrbuch der Geriatrie. Bern, Stuttgart, Wien: Huber 1975
Rodstein, M.: Heart disease in the aged. In: Clinical Geriatrics. Rossemann, J. (Ed.), p. 143. Philadelphia, Toronto: Lippincott 1971
Rössle, R.: Wachstum und Altern. München: J. F. Bergmann 1923
Schettler, G., Anschütz, F.: Das Arteriosklerose-Problem. In: Handbuch der Praktischen Geriatrie. Doberauer, W. et al. (Hrsg.). Stuttgart: Enke 1965
Schiefele, J., Staudt, S.: Praxis der Altenpflege. 2. Aufl. München, Berlin, Wien: Urban & Schwarzenberg 1975
Schmidt, O. P.: Systematik der Bronchitis. Prax. Pneumol. *27*, 281 (1973)
Shock, N. W.: The physiology of aging. In: Surgery of the aged and debilitated patient. Powers, J. D. (Ed.). Philadelphia: Saunders 1968
Schubert, R.: Systematik der geriatrischen Multimorbidität. In: Gerontology, Proceedings of the VIth European Congress on Clinical Gerontology. Steinmann, B. (ed.), S. 112. Bern: Huber 1973
Schulte, W., Tölle, R.: Psychiatrie. In: Alterskrankheiten, Schettler, G. (Hrsg.), 2. Aufl., S. 66. Stuttgart: Thieme 1972
Schulz, F. H., Brüschke, G.: Grundlagen der geriatrischen Therapie. In: Fibel für die praktische Geriatrie, S. 1978. Jena: Fischer 1969
Talley, R. B., Laventurier, M. F.: Risk of drug interaction may exist in 1 of 13 prescriptions. J. Am. med. Ass. *220*, 1287 (1972)
Thomae, H., Angleitner, A., Grombach, H., Schmitz-Scherzer, R.: Determinanten und Varianten des Alternsprozesses. Akt. Gerontol. *3*, 359 (1973)
Tschebotarev, D. F.: Prinzipien der medikamentösen Therapie im Alter. In: Gerontology, Proceedings of the VIth European Congress on Clinical Gerontology. Steinmann, B. (ed.), S. 129. Bern: Huber 1973
Wunderli, J.: Mensch und Altern, 3. Aufl. Basel, München, Paris, London, New York, Sidney: Karger 1979
Zapfe, H.: Das Herz im Alter. Internist *11*, 237 (1970)

Weiterführende Literatur

Brüschke, G., Doberauer, W., Schmidt, U. J.: Leitfaden der praktischen Geriatrie. Jena: VEB Gustav Fischer Verlag 1975

Caird, F. I., Dall, J. L. C., Kennedy, R. D.: Cardiology in old Age. New York, London: Plenum Press 1976

Hahn, H. P.: Praktische Geriatrie. Basel, München, Paris, London, New York, Sydney: Karger 1975

Hauss, W. H., Oberwittler, W.: Geriatrie in der Praxis. Berlin, Heidelberg, New York: Springer 1975

Lang, E.: Geriatrie. Grundlagen für die Praxis. Stuttgart: Fischer 1976

Lehr, U.: Psychologie des Alterns. 3. Aufl. Heidelberg: Quelle & Meyer 1977

Martin, E., Junod, J.-P.: Ein kurzes Lehrbuch der Geriatrie. Bern, Stuttgart, Wien: Huber 1975

Platt, D.: Biologie des Alterns. Heidelberg: Quelle & Meyer 1976

Schettler, G.: Alterskrankheiten. 2. Aufl. Stuttgart: Thieme 1972

Herrn Professor Dr. G. BODECHTEL
zum 80. Geburtstag gewidmet

Psychiatrie

von H. Hippius

Einleitung

Im Ausgang des 18. und im Verlauf des 19. Jahrhunderts setzte sich allgemein die Erkenntnis durch, daß **psychische Störungen auf Krankheiten beruhen können** und daß deswegen der Umgang mit psychisch Gestörten eine **ärztliche Aufgabe** ist. Seither gehört die Psychiatrie als eigenständige Disziplin zur Medizin und entwickelte sich im Kontakt zu den übrigen Fachdisziplinen der Heilkunde. Trotz dieser Integration der Psychiatrie in die Medizin blieb zwischen den übrigen medizinischen Fächern und der Psychiatrie eine Kluft, die vielfältige, im Laufe der Zeit in ihrem Gewicht wechselnde Gründe hatte. Diese Kluft ist bis heute noch nicht völlig überwunden worden.
Einer der Gründe dafür, daß die Psychiatrie immer etwas getrennt von den übrigen klinischen Fächern blieb, lag darin, daß dieses Fach bis in das 20. Jahrhundert hinein ein rein »diagnostisches Fach« blieb – es standen keine Behandlungsmethoden zur Verfügung, die einer kritischen Überprüfung ihrer Wirksamkeit standgehalten hätten.
Das hat sich in den letzten Jahrzehnten geändert. Bei Ärzten aller medizinischen Disziplinen – insbesondere bei den in der Praxis tätigen Allgemeinärzten – ist das Interesse an psychotherapeutischen Behandlungsmethoden geweckt worden. Außerdem sind durch die Entdeckung der modernen Psychopharmaka Möglichkeiten einer Therapie z. B. der endogenen Psychosen aufgezeigt worden, die es auch dem Nicht-Psychiater erlauben, Behandlungen bei solchen Krankheiten zu übernehmen. Voraussetzung hierfür sind allerdings psychiatrische Grundkenntnisse. Der kurzgefaßte Abriß der klinischen Psychiatrie in diesem Taschenbuch soll dazu dienen, diese Grundkenntnisse zu vermitteln oder aufzufrischen.

1. Die Basis psychiatrischer Befunderhebung: das ärztliche Gespräch

Ausgangspunkt für jede ärztliche Untersuchung ist – sofern ein Patient nicht bewußtlos ist oder aus anderen Gründen nicht zu sprechen vermag – das **ärztliche Gespräch.** Im Gespräch erfährt der Arzt die **Beschwerden** seines Patienten; außerdem veranlaßt der Arzt seinen Patienten, möglichst genau über die **Vorgeschichte** seiner Beschwerden zu berichten. Auf die Schilderung der Beschwerden und deren Vorgeschichte sollte das ärztliche Gespräch jedoch nicht beschränkt bleiben. Um ärztlich urteilen zu können, sollte das Gespräch mit dem Patienten wenigstens in groben Zügen auch zu Informationen über die **Lebensgeschichte** des Patienten vordringen und Aufschluß über seine derzeitige **persönliche Situation,** seine **psychosozialen Probleme,** seine **Konflikte** geben. Damit gewinnt jedes ärztliche Gespräch einen psychiatrisch-psychologischen Aspekt.

Wenn der Patient im Gespräch mit seinem Arzt nicht nur auf die Beantwortung von Informationsfragen eingeengt wird, wird oft sehr schnell offenkundig, ob und inwiefern der Patient womöglich auch psychisch auffällig ist. Nach Beendigung eines jeden Gesprächs mit Patienten sollte sich der Arzt immer Rechenschaft darüber ablegen, ob der Patient ihm womöglich in irgendeiner Form auch psychisch beeinträchtigt erschienen ist. Damit ist der erste Schritt getan, eine allgemein-ärztliche Untersuchung durch eine psychiatrisch-psychologische Perspektive zu erweitern.

Dieser erste Schritt darf aber nun keinesfalls sofort so weit führen, daß der Arzt von vornherein Überlegungen über mögliche kausale Zusammenhänge zwischen Lebensgeschichte und Lebenssituation einerseits und dem Beschwerdebild andererseits anstellt. Der erste Schritt sollte erst einmal nur die Voraussetzungen dafür schaffen, die geklagten Beschwerden und deren Entwicklung (die sog. Krankheitsanamnese) vor dem individuellen biographischen Hintergrund betrachten zu können. Gleichzeitig sollte man sich im Anschluß an ein so geführtes Gespräch ein Bild davon machen, ob der Patient womöglich auch psychisch auffällig ist. Man muß sich immer die Frage vorlegen, ob der Patient von sich selbst meint, oder ob man als Arzt aus der Perspektive des Gesprächspartners zu der Ansicht gelangt, das **Verhalten,** das seelische **Befinden,** das **Erleben** des Patienten sei – »im Vergleich zu gesunden Tagen« oder »im Vergleich zu anderen, gesunden Menschen« – in irgendeiner Form verändert.

Wenn der Arzt dann nach Abschluß des bei der Untersuchung geführten oder des die Untersuchung selbst darstellenden Gesprächs – ohne in vorschnelles Deuten zu geraten, ohne voreilige Kausalverknüpfungen zu postulieren – zu der Ansicht kommt, daß der Patient auch psychisch alteriert war, so wird er das für sich registrieren und bei seinem weiteren Vorgehen berücksichtigen. Damit ist der erste Schritt getan, um neben den körperlichen Befunden auch einen **psychischen Befund** stellen zu können. Mit dem Patienten sollte von vornherein darüber gesprochen werden, wenn man ihn für psychisch auffällig hält. Oft stimmt der Patient dann der Meinung des Arztes zu. Hinsichtlich seines psychischen Zustandes drückt der Patient dann – sich mit sich selbst in gesunden Zeiten oder mit anderen vergleichend – zumindest ein **Krankheitsgefühl** oder vielleicht sogar eine sehr weitgehende **Krankheitseinsicht** aus. Einem psychisch eindeutig gestörten Patienten (z. B. einem Maniker) kann jedoch auch jegliche Krankheitseinsicht und jedes Krankheitsgefühl völlig fehlen.

Unabhängig davon, ob nun der Patient von sich aus beklagt, daß er sich auch psychisch verändert habe, oder ob der Untersucher zu dieser Ansicht gekommen ist, muß das ärztliche Gespräch sofort oder spätestens bei der nächsten Untersuchung so gelenkt werden, daß es die Grundlage für einen **systematisch erhobenen psychopathologischen Querschnittsbefund** bilden kann.

2. Der diagnostische Prozeß

Beschwerden und Klagen des Patienten selbst oder die Angaben Dritter über verändertes Verhalten, Befinden und Erleben des Patienten sind für den Arzt der Ausgangspunkt für die Überlegungen, die man als »diagnostischen Prozeß« bezeichnen kann. Das Ergebnis dieses **diagnostischen Prozesses** ist dann letztlich die Grundlage für alle **therapeutischen Maßnahmen.**
Neben der Bewertung aller erhobenen körperlichen Befunde muß in diesem diagnostischen Prozeß von vornherein auch ein gezielt und systematisch erfaßter **psychischer Befund** berücksichtigt werden.

2.1. Psychopathologische Symptome – psychopathologischer Querschnittsbefund

Bereits in der Ausbildung gewöhnt sich der Medizinstudent daran, die somatischen Befunde eines Patienten in Orientierung am Körperschema und gegliedert nach den Organsystemen zu dokumentieren. Demgegenüber bereitet eine entsprechende Gliederung und Strukturierung des psychischen Befundes zumeist Schwierigkeiten. Wenn es manchem auch unangemessen und als unzulässige Vereinfachung erscheinen mag, den psychischen Befund eines individuellen Patienten nach irgendeinem Schema erfassen und beschreiben zu wollen, so sollte man sich dennoch vor bestimmten Ordnungsgesichtspunkten für den psychischen Befund – also vor einer gewissen »Schematisierung« psychischer Befunde – nicht scheuen.
Nach Abschluß des ärztlichen Gesprächs kann man die **Beschreibung** seiner **Beobachtungen** damit beginnen, daß man sich über den Eindruck der **äußeren Erscheinung** des Patienten Rechenschaft ablegt (Befund einer »Momentaufnahme«). Als zweites schildert man dann alle Phänomene des **Verhaltens,** die – auch ohne sprachliche Kommunikation – der Beobachtung zugänglich sind (»Stummfilm«-Befund). Schließlich sind noch die Informationen zum **Erleben und Befinden** des Patienten festzuhalten, die dem Untersucher nur durch die

sprachliche Kommunikation mit dem Patienten zugänglich sind (»Tonfilm«-Befund). Damit wäre schon eine gewisse Gliederung des psychischen Befundes erreicht.
Übersichtlicher kann der psychische Befund gegliedert werden, wenn man vom situativen Feld der Untersuchung ausgeht und die »Interaktionen« des Patienten mit seiner Umwelt in der speziellen Untersuchungssituation schildert. Bei diesem Vorgehen kann man dann schematisch die psychischen Phänomene des »rezeptorischen« (aufnehmenden) Funktionsbereichs, des »verarbeitenden« (intrapsychischen) Funktionsbereichs und des »effektorischen« (Verhaltens-) Bereichs voneinander unterscheiden und einigen anderen psychischen Grundfunktionen gegenüberstellen, durch die psychische Abläufe überhaupt erst ermöglicht werden.
Die Prägnanz jeglichen psychischen Erlebens hängt von der Helligkeit des **Wachbewußtseins** ab. Zum Beginn jedes ärztlichen Gesprächs muß der Untersucher klären, ob der Patient dem Gespräch zu folgen vermag, d. h. ob er voll wachbewußt ist, ob keine Störungen des Wachbewußtseins (z. B. eine Somnolenz oder eine Benommenheit) bestehen. Alle psychischen Abläufe werden durch eine seelische Dynamik ermöglicht, die als vitale **Antriebsdynamik** bezeichnet wird. Getragen und geprägt wird seelisches Erleben außerdem durch die **Grundstimmung,** die Gestimmtheit des Menschen. Umspannt wird seelisches Geschehen von der **Affektivität;** unter diesem Begriff werden das gesamte Gefühls- und Gemütsleben, die Stimmungen und Triebäußerungen, die Emotionen und Affekte zusammengefaßt.
Von Antrieb, Grundstimmung und Wachbewußtsein sind die **Auffassung,** das Empfinden und die Gesamtheit der **Wahrnehmungen** des Menschen (die »receptorischen« Funktionen) abhängig. Auch alle intrapsychischen Verarbeitungsprozesse, das gesamte **Denken,** die **Aufmerksamkeit** und die **Konzentrationsfähigkeit** hängen von Antrieb und Gestimmtheit ab. Eine weitere Voraussetzung für Ungestörtheit der Denkabläufe sind intakte **mnestische Funktionen (Merkfähigkeit und Gedächtnis).** Aber auch schon eine so einfache psychische Funktion wie die Fähigkeit, sich mit Zeit, Ort und Situation zurechtzufinden (die sog. **Orientierungsfähigkeit**) setzt eine weitgehend intakte Gedächtnisfunktion voraus. Die **Intelligenz,** einerseits die Fähigkeit des **Verstehens** von Zusammenhängen und andererseits das Vermögen, sich auf praktische und theoretische Forderungen einzustellen und neue Aufgaben selbstständig zu bewältigen, baut auf intakten mnestischen Funktionen und intakten Denkanlagen und Denkvollzügen auf.
Das **Verhalten** des Menschen (die »effektorischen« Funktionen) hängt wiederum von Antrieb und Stimmung ab. Diese Grundvoraussetzungen aller seelischen Abläufe drücken sich in der **Psychomotorik** aus. Dem beobachtbaren Verhalten liegen intrapsychische Impulse zugrunde, die vom unreflektierten **Drang** über **Triebimpulse** bis hin zum reflektierten, **willensbedingten Handeln** reichen.

Mit diesen Begriffen der deskriptiven Psychopathologie werden kursorisch **psychische Befundkategorien** beschrieben, die bei der Erfassung eines psychischen (psychopathologischen) Querschnittsbefundes zu berücksichtigen sind. Psychiatrische Krankheitsbilder sind durch quantitative und/oder qualitative Normabweichungen und Störungen dieser psychischen Grundfunktionen charakterisiert.

Wenn es auch im Rahmen dieser sehr knappen und kursorischen Aufzählung psychischer Grundfunktionen nicht möglich ist, genauere Definitionen zu geben und z. B. die verschiedenen Arten und Ausprägungen der Störungen des inhaltlichen und formalen Denkens näher darzustellen, so sollte der Überblick über die Befundkategorien aber zumindest veranschaulichen, zu welchen Befindens-, Erlebens- und Verhaltensbereichen der Arzt nach dem Gespräch mit seinem Patienten Stellung nehmen muß, um sich ein Bild von dessen psychischer Verfassung machen zu können.

Die Darstellung des psychopathologischen Querschnittsbefundes darf sich aber nicht auf eine »Auflistung« psychopathologischer Einzelsymptome beschränken. Gleichzeitig sind immer auch die ungestörten, unbeeinträchtigten Bereiche des seelischen Erlebens des Patienten herauszuarbeiten. Nur die Zusammenschau von psychopathologischen Auffälligkeiten und den gesunden Anteilen der Person erlaubt eine verläßliche Beurteilung des **psychischen Gesamtbefundes.** Außerdem muß dem Untersucher immer gegenwärtig sein, daß aus psychopathologischen Einzelsymptomen keine weitreichenden Schlüsse gezogen werden können. Schon gar nicht zulässig ist es, aus dem Nachweis eines Symptoms (z. B. von akustischen Halluzinationen) auf eine bestimmte psychiatrische Krankheit (z. B. eine Schizophrenie) zu schließen.

2.2. Psychopathologische Syndrome

Ist man im Verlauf eines ausführlichen ärztlichen Gesprächs zu der Überzeugung gelangt, daß der Patient **psychisch auffällig** oder gestört ist, dann wird man – unabhängig davon, ob dieser Patient sich selbst als seelisch und/oder körperlich krank oder womöglich überhaupt nicht als krank oder irgendwie beeinträchtigt ansieht – bestrebt sein, die Gesamtheit der psychopathologischen Symptome als ein in sich zusammenhängendes Symptomen-Bild, ein **psychopathologisches Syndrom,** zu interpretieren. Ausgehend von der abwägenden Beurteilung einzelner **psychopathologischer Leitsymptome,** gelangt man durch die Feststellung einer mehr oder minder charakteristischen Symptom-Konstellation zur **Syndrom-Diagnose.** Je häufiger beobachtbar und je charakteristischer die Verknüpfung an sich uncharakteristischer psychopathologischer Einzelsymptome ist, desto besser umschreibbar und abgrenzbar ist

eine derartige Symptom-Konstellation als **psychopathologisches Syndrom** (Symptomen-Komplex, Symptomen-Verband).
Das empirische Herausarbeiten möglichst abgrenzbarer psychopathologischer Syndrome hat die psychiatrische Forschung seit jeher beschäftigt. In jüngster Zeit hat diese Forschungsrichtung durch moderne Methoden der Befund-Dokumentation und der statistischen Datenverarbeitung (z. B. durch Faktoren- und Cluster-Analysen) erneut Auftrieb bekommen, ohne daß allerdings bereits jetzt ein allgemein anerkanntes Inventar an Syndrom-Begriffen mit den dazugehörigen Definitionen erarbeitet worden wäre. Deswegen sei eine Aufzählung der heute gebräuchlichsten **Syndrombegriffe** (mit kurzen Hinweisen auf die mit den Begriffen üblicherweise verknüpften Definitionen) wiedergegeben:

1. **Bewußtseinsstörungen**
   Im Sinne von Bewußtseinstrübungen; Unterscheidung verschiedener Intensitätsgrade in skalarer Abstufung; deswegen werden Bewußtseinstrübungen wie Benommenheit, Somnolenz, Sopor, Präkoma, Koma auch unter der Sammelbezeichnung »skalare Bewußtseinsstörungen« zusammengefaßt.

2. **Rausch**
   Vorübergehender Zustand veränderten (meist gehobenen) Befindens, oft mit lustbetonter Erregtheit einhergehend; bei stärkerer Ausprägung mit Leistungs- und Funktionseinbußen, Gefühlsenthemmungen und passagerer Persönlichkeitsalteration.
   Der **komplizierte Rausch** kann als psychopathologisches Syndrom aufgefaßt werden: Intensitäts-Steigerung eines »einfachen« Rausches, meist mit stärkerer Erregung und deutlicher Persönlichkeitsalteration verknüpft; gelegentlich leichte Bewußtseinsstörungen und nachträgliche Gedächtnislücken (s. 1. und 7. – Amnesien).
   Der sog. *pathologische Rausch* umschreibt jedoch kein Syndrom mehr, sondern ist ein nosologisch-diagnostischer Begriff. Syndromatologisch kann ein pathologischer Rausch als »Dämmerzustand«, als »Verwirrtheitszustand«, als »paranoid-halluzinatorisches Syndrom« imponieren. Er kommt bei Alkoholunverträglichkeit im Zusammenhang z. B. mit Hirnverletzungen, Hirnkrankheiten, gelegentlich auch einmal bei extremer Übermüdung vor.

3. **Dämmerzustand**
   Zustand veränderten Bewußtseins, in dem der Patient zumeist nicht oder kaum bewußtseinsgetrübt ist, sondern nur eigentümlich um aufmerksam und geistesabwesend wirkt, insgesamt jedoch handlungsfähig bleibt. Beginn und Ende sind zumeist als relativ scharfe Begrenzungen erkennbar. Der Patient selbst erlebt einen Dämmerzustand als Unterbrechung der Erlebenskontinuität – er hat für die Zeit des Dämmerzustands fast immer eine weitgehend vollständige mnestische Lücke.

4. **Verwirrtheitszustand** (amentielles Syndrom)

Zustand, der durch Ratlosigkeit, mehr oder minder ausgeprägte Desorientiertheit und verworrenes Denken gekennzeichnet ist, in dem der Patient aber nicht oder nur geringfügig bewußtseinsgetrübt ist.
5. **Delir** (delirantes Syndrom)
Zustand mit stark fluktuierender Bewußtseinslage, ausgeprägter Desorientiertheit zu Ort, Zeit und Situation, zumeist massenhaften, schnell wechselnden Trugwahrnehmungen (Illusionen und Halluzinationen) auf allen Sinnesgebieten, die z. T. suggerierbar sind; häufig mit psychomotorischer Unruhe und eigentümlichen, gelegentlich auf die Trugwahrnehmungen gerichteten Bewegungsabläufen (z. B. »Flockenlesen«) einhergehend.
6. **Intelligenzstörungen**
Von Intelligenzstörungen wird nur dann gesprochen, wenn die Beeinträchtigung der Intelligenz als **irreversibel** anzusehen sind. Von verschiedenen Seiten wird vorgeschlagen, bereits von vornherein zwei Prototypen der Intelligenzstörungen auf syndromatischer Ebene voneinander abzugrenzen:
a) **Intelligenz-Mangel** (im Sinne von seit frühester Kindheit feststellbarem Intelligenz-Rückstand)
b) Syndrome des **Intelligenz-Abbaus** (im Sinne von Abbau-Syndromen von zuvor besser ausgebildeten Intelligenz-Strukturen; d. h. **alle Demenzen;** einschl. des sog. Korsakow-Syndroms **(amnestisches Syndrom),** bei dem die Intelligenz-Störung in erster Linie durch einen hochgradigen Abbau der mnestischen Funktionen bedingt ist).
Bei sehr strenger Anwendung des Syndrombegriffs könnte gegenüber der Aufgliederung der Intelligenzstörungen in Syndrome des primären Intelligenz-Abbaus Widerspruch bestehen, weil in die Definition ätiologische Gesichtspunkte eingehen.
Diese Aufgliederung hat aber dennoch ihre Berechtigung, weil z. B. ein angeborener Intelligenz-Mangel erscheinungsbildlich ein anderes symptomatologisches Gepräge hat als ein im späteren Leben einsetzender dementieller Abbau der Intelligenz.
7. **Gedächtnisstörungen**
Psychopathologische Syndrome, bei denen Gedächtnisstörungen ganz im Vordergrund stehen, darüber hinaus keine wesentlichen psychischen Auffälligkeiten nachweisbar sind. Zu diesen Syndromen kann man die **Amnesien** (zumeist ganz scharf begrenzte Gedächtnislücken wie z. B. die retrograde Amnesie) hinzurechnen; sie könnten auch als eigenständiges Syndrom aufgefaßt werden.
8. **Wesensänderung**
Von einer Wesensänderung wird – ebenso wie bei den Intelligenzstörungen – (vgl. 6.) – nur dann gesprochen, wenn die Veränderungen als **irreversibel** anzusehen sind: Unter einer Wesensänderung sind also bleibende »Charakerveränderungen« zu verstehen, **ohne** daß gleichzeitig Intelligenz-

störungen bestehen. Wesensänderungen könnten in Analogie zu den Intelligenz-**Abbau**-Syndromen (vgl. 6b) als »Charakter-Abbau-Syndrome« bezeichnet werden.

9. **Depressives Syndrom**
Psychopathologische Erscheinungsbilder, bei denen die depressive Verstimmung (Herabgestimmtheit, gedrückte Stimmung) das hervorstechende Merkmal ist.

10. **Dysphorisches Syndrom**
Zustände, in denen die Stimmung nicht so sehr niedergedrückt als vielmehr mißmutig und freudlos ist – oft verknüpft mit einer gewissen Reizbarkeit.

11. **Angst-Syndrom**
Psychopathologische Erscheinungsbilder, bei denen vom Patienten erlebte, ungerichtete Angst im Vordergrund steht.

12. **Phobisches Syndrom**
Angstzustände in und vor definierten Situationen oder vor bestimmten Gegenständen.

13. **Zwangs-Syndrom** (anankastisches Syndrom)
Psychopathologische Erscheinungsbilder, bei denen Zwangsphänomene (z. B. Zwangsdenken, Zwangsimpulse, Zwangshandlungen) im Vordergrund stehen.

14. **Gehemmt-apathisches Syndrom**
Zustände, in denen Verlust der Initiative, Fehlen spontaner Aktivität, Teilnahmslosigkeit und Gehemmtheit aller psychomotorischen Abläufe subjektiv erlebt und/oder objektiv beobachtet werden. In extremer Ausprägung, bei völliger Erstarrung der gesamten Psychomotorik wird von einem **Stupor** (stuporösen Syndrom) gesprochen.

15. **Neurasthenisches Syndrom**
Erleben, bereits bei geringen Belastungen sehr schnell erschöpft zu sein, rasch zu ermüden, nicht leistungsfähig zu sein.

16. **Autistisches Syndrom**
Psychopathologisches Erscheinungsbild, in dem der Patient sich von den Umwelt-Kontakten zurückzieht, geringere emotionale Regungen zeigt, größere Selbstbezogenheit erkennen läßt.

17. **Manisches Syndrom**
Psychopathologische Erscheinungsbilder, bei denen eine überschießende, situationsunangemessene Hochgestimmtheit das hervorstechende Merkmal ist; meistens bestehen auch mehr oder minder ausgeprägte Antriebssteigerungen.

18. **Erregungszustand**
Zustände, in denen die Symptomatik weniger durch Störungen der Gestimmtheit, sondern mehr durch gesteigerte psychische Aktivitäten, insbesondere gesteigerte motorische Aktivität, geprägt wird, bis hin zu »Tobsuchtszuständen«.

19. **Depersonalisations-Syndrom**
Im Vordergrund stehen Entfremdungsgefühle, die sich auf die eigene Person und/oder auf die Umwelt (Derealisation) beziehen.
20. **Hypochondrisches Syndrom**
Psychopathologische Zustandsbilder, die von Klagen über körperliche Beschwerden beherrscht werden, bei denen jedoch gesichert ist, daß die beharrlich festgehaltenen Sorgen um Gesundheit und Leben sachlich unbegründet sind.
21. **Syndrom der Wahnstimmung**
Erlebensveränderung im Vorfeld des Wahns, bei der der Patient die Gewißheit hat, daß »etwas im Gange ist«, bei der er sich von etwas Unheimlichem, jedoch nicht näher Faßbarem bedroht fühlt.
22. **Paranoides Syndrom**
Alle psychopathologischen Erscheinungsbilder, bei denen die Symptomatik in erster Linie durch Wahnphänomene geprägt wird und sofern diese Wahnsymptome nicht als manischer oder depressiver Wahn (z. B. als Größenwahn, als Verarmungswahn) aufzufassen sind. Damit hat der Begriff des »paranoiden Syndroms« den Charakter einer Sammelbezeichnung für eine Vielfalt von Wahn-Syndromen. (Früher war der Begriff »paranoides Syndrom« sehr viel enger gefaßt; er wurde auf Wahn-Syndrome beschränkt, bei denen Wahn-Inhalte des Verfolgt- und Beeinträchtigtwerdens im Vordergrund standen.)
23. **Halluzinatorisches Syndrom** (Halluzinose)
Psychopathologische Erscheinungsbilder, bei denen Trugwahrnehmungen vom Typ der Halluzinationen (Wahrnehmungen ohne reales Wahrnehmungsobjekt) im Vordergrund stehen. Da oft paranoide Wahnsymptomatik mit halluzinatorischer Symptomatik gekoppelt vorkommt, wird auch der Begriff **paranoid-halluzinatorisches Syndrom** gebraucht und dann als selbständiges Syndrom betrachtet.
24. **Dissoziales Syndrom**
Sammelbegriff für alle Erscheinungsbilder, in denen soziales Fehlverhalten jedweder Art im Vordergrund steht (Abweichungen des Verhaltens von der sozialen Norm, von sozialen Verhaltenserwartungen; z. B. Verwahrlosung)
25. **Süchtiges Verhalten**
Sammelbegriff für alle Erscheinungsbilder, bei denen die süchtige Zufuhr von Medikamenten, Rauschmitteln, Genußmitteln im Vordergrund steht.
26. **Syndrome abweichenden Sexualverhaltens**
Vielfältige Erscheinungsbilder, die einerseits Überlappungsbereiche zum »normalen« Sexualverhalten aufweisen, andererseits von geringfügigen Deviationen bis zu ausgeprägten Perversionen reichen und auch Störungen der Geschlechtsidentifikation (Transsexualismus) einschließen.

27. **Suizidalität**
Alle Gefühle, Strebungen und Impulse, die sich in einer gegen die eigene Person gerichteten Aggression ausdrücken – von Selbstmordphantasien bis hin zu vollzogenen Selbstmordhandlungen.
28. **Syndrom der gestörten körperlichen Befindlichkeit ohne gleichzeitige psychopathologische Auffälligkeiten**

2.3. Zur Unspezifität psychopathologischer Syndrome

Lange Zeit hindurch hatte sich die psychiatrische Forschung darum bemüht nachzuweisen, daß bestimmte psychopathologische Syndrome auf ganz bestimmte Ursachen zurückzuführen seien. Diese an die Erforschung psychopathologischer Syndrome geknüpften Hoffnungen haben sich aber nicht erfüllt – die letzten Jahrzehnte psychiatrischer Forschung haben bewiesen: **Psychopathologische Syndrome sind hinsichtlich ihrer Ursachen unspezifisch.** Die Art der psychopathologischen Auffälligkeiten erlaubt letztlich keine sicheren Rückschlüsse auf die zugrundeliegenden Ursachen. Es trifft zwar zu, daß bestimmte psychopathologische Syndrome **vorzugsweise** auf eine bestimmte Entstehungsweise zurückzuführen sind (so sind z. B. phobische Ängste zumeist Ausdruck einer neurotischen Entwicklung) – im Einzelfall ist eine völlig zweifelsfreie Ursachen-Zuordnung aus dem Querschnittsbefund jedoch **nicht** möglich.

Schon aus diesem Grunde sollten möglichst alle jene Syndrombegriffe vermieden werden, bei denen die Wortwahl von vornherein den Eindruck erweckt, als könne man aus der Feststellung, daß eine bestimmte psychopathologische Symptomatik vorliegt, bereits auf die Ursache dieser Symptomatik schließen. Das gilt z. B. für die an sich sehr verbreiteten und geläufigen Begriffe **organisches Psychosyndrom, hirnlokales Psychosyndrom** und **endokrines Psychosyndrom.** Diese Syndrombegriffe können einen zuverlässigen, vorurteilsfreien diagnostischen Prozeß allein schon dadurch beeinträchtigen, daß sie suggerieren, die beobachtete psychopathologische Symptomatik sei »organisch« oder »endokrin« bedingt oder auf eine »hirnlokal« wirksame Noxe zurückzuführen. Die psychopathologische Symptomatik eines »hirnlokalen« und die eines »endokrinen« Psychosyndroms sind im übrigen voneinander so wenig scharf abzugrenzen, daß man diese Begriffe im Grunde erst dann mit Berechtigung anwenden kann, wenn man die Ursache (die Endokrinopathie bzw. die lokale Hirnschädigung) durch andere Untersuchungen bereits erfaßt hat. Dadurch kann es aber im Ablauf des diagnostischen Prozesses zu Zirkelschlüssen kommen, die hinsichtlich der Verursachung psychischer Störungen zu Fehldiagnosen führen können.

Problematisch sind auch Syndrombegriffe wie »katatones Syndrom«, »hebephrenes Syndrom« und »Konversions-Syndrom«. Der Begriff **katatones Syndrom** hat nur dann eine Berechtigung, wenn unter ihm – **ohne von vornherein Überlegungen zur Verursachung einfließen zu lassen** – lediglich die psychomotorischen Auffälligkeiten (wie z. B. Stupor, Mutismus, psychomotorische Stereotypien, kataleptisches Verhalten, Echopraxie, Erregungszustände) subsumiert werden, die zwar bei einer besonderen Form der Schizophrenie (der Katatonie) vorkommen und für diese Form der Schizophrenie typisch sind – die aber andererseits durchaus auch eine andere Genese haben können (z. B. »katatoniforme« Symptomatik bei körperlich begründbaren Psychosen; Stupor oder Erregungszustände mit motorischen Stereotypien im Rahmen sog. »hysterischer« Ausnahmezustände – d. h. psychogene »katatoniforme« Symptomatik). Das gleiche gilt für den Begriff **hebephrenes Syndrom,** der nur dann eine Berechtigung hat, wenn die Symptom-Konstellation (läppisch-albernes Verhalten mit Affektverflachung sowie Antriebserlahmen bei gelegentlichen Enthemmungen) nicht von vornherein mit der Annahme verknüpft wird, diesem Syndrom müsse eine hebephrene Schizophrenie zugrunde liegen. Schließlich liegt bei dem Begriff **Konversions-Syndrom** immer die Gefahr nahe, daß weniger eine Aussage über die symptomatologische Ausgestaltung des Krankheitsbildes als vielmehr von vornherein über die Entstehungsweise (psychogene Verursachung) gemacht werden soll.

Zusammengefaßt: Ob man sich aller oben aufgeführten Syndrombegriffe bedient oder sich auf eine kleinere Anzahl beschränkt, oder ob man schließlich andere Syndrombegriffe benutzt, Syndrombegriffe müssen zur Charakterisierung eines psychopathologischen Zustandsbildes dienen, ohne gleichzeitig Annahmen in bezug auf eine bestimmte Ätiologie zu suggerieren. Im Ablauf eines diagnostischen Prozesses ist primär von einer **nosologischen Unspezifität psychopathologischer Syndrome** auszugehen.

Oft gelingt es nicht, beim einzelnen Patienten das gesamte bunte Bild psychopathologischer Auffälligkeiten durch nur einen Syndrombegriff zu charakterisieren; in solchen Fällen muß man dann zwei oder mehrere Syndrombegriffe nebeneinanderstellen, um das psychopathologische Krankheitsbild hinreichend zu beschreiben (z. B. Intelligenz-Mangel + paranoid-halluzinatorisches Syndrom oder süchtiges Verhalten + depressives Syndrom + Suizidalität).

2.4. Verlaufsgesichtspunkte

Um im diagnostischen Prozeß zu einer Ursachen-Analyse vordringen zu können, darf man nicht nur von der Art und Intensität der psychopathologischen Querschnittssymptomatik ausgehen. Ein weiterer wichtiger Ansatzpunkt des diagnostischen Prozesses sind **Verlaufsmerkmale.**

So muß versucht werden zu klären, ob die konstatierten psychischen Auffälligkeiten innerhalb weniger Tage aufgetreten sind (**akuter Beginn**), oder ob sie sich langsam über Wochen und Monate hinweg entwickelt haben (**schleichender Beginn**). Für die Beurteilung einer psychopathologischen Symptomatik ist aber nicht nur die die Entwicklung einer Symptomatik charakterisierende »**Akuität**« **des Krankheitsbeginns,** sondern vor allem auch der **langfristige Vorverlauf** von großer Bedeutung. So kann man beispielsweise in Erfahrung bringen, daß der Patient (z. B. der depressive Patient) schon früher gelegentlich für einige Wochen oder Monate in gleicher Weise psychisch verändert war, sich dann aber wieder für lange Zeit völlig wohl gefühlt hatte (**phasenhafter Verlauf**). Von anderen Patienten (z. b. mit Gedächtnisstörungen) hört man, daß die Störungen langsam immer stärker geworden sind (**chronisch progredienter Verlauf**). Manchmal bekommt man von Angehörigen oder auch vom Patienten selbst den Hinweis, daß die psychischen Störungen nach vermeintlichem Stillstand in verhältnismäßig kurzer Zeit wieder deutlich an Intensität zugenommen haben, ohne sich nennenswert zurückzubilden (**schubförmig progredienter Verlauf**).

Besonders wichtig ist schließlich die genaue Analyse, ob der bei der Untersuchung beobachteten psychopathologischen Symptomatik womöglich ganz andersartige psychopathologische Veränderungen vorausgegangen sind. Nicht nur die Art des beobachteten psychopathologischen Syndroms, sondern auch die Feststellung charakteristischer **Syndrom-Abfolgen im Verlauf** sind wichtige Ansatzpunkte für die Ursachen-Analyse psychischer Störungen.

2.5. Erweiterung der Krankheitsgeschichte zur Lebensgeschichte

Nicht nur beim psychisch gestörten Patienten sollte man sich über die Krankheitsgeschichte hinaus auch über die **Lebensgeschichte** informieren. Würde man sich bei »rein« somatisch kranken Patienten im Anschluß an die körperliche Untersuchung auf die Erhebung der »somatischen Krankheitsanamnese« beschränken, so würde man vernachlässigen, daß auch als »reine« Körperkrankheit imponierende somatische Beschwerdebilder Wurzeln in der Lebensgeschichte, in der psychosozialen Situation haben können.

Wenn man sich Informationen über die Lebensgeschichte verschafft, dann sollte dies nicht nur im Hinblick auf Lebensdaten und Fakten (»harte Daten«) geschehen, sondern man sollte auch immer versuchen, sich ein Bild davon zu machen, welchen **Stellenwert im subjektiven Erleben** des Patienten Ereignisse und Personen gehabt haben. Das gilt im besonderen Maße für die **Familien-Anamnese**. In diesem doppelten Sinne muß man auch informiert sein über die **Kindheitsentwicklung**, die **Schul- und Berufsausbildung**, die **Entwicklung zwi-**

schenmenschlicher Beziehungen (insbesondere der Partnerbeziehungen, der Ehe) und im Zusammenhang damit über die Sexualität. Die Informationen über die Entwicklung müssen ergänzt werden durch Informationen über die Lebenssituation (unter Einschluß der beruflichen Situation, der sozialen und kulturellen Interessen, der Lebensgewohnheiten, der Freizeitgestaltung, der weltanschaulichen Bindungen usw.).
Alle Informationen über die Krankheits- und Lebensgeschichte, die man vom Patienten selbst erhält, sollten durch Schilderungen von Angehörigen usw. möglichst ergänzt und abgerundet werden (»Fremdanamnese«).

2.6. Charakterisierung der prämorbiden Persönlichkeit

Bei jedem Patienten muß man versuchen, aus den vom Patienten selbst oder von Dritten gegebenen Informationen sich ein Bild zu machen, wie die Persönlichkeit beschaffen war, bevor es zu den im Untersuchungszeitpunkt festgestellten psychopathologischen Störungen kam. Bei diesem Bemühen kann es dazu kommen, daß sich der Untersucher schließlich die Frage stellt, ob der Patient nicht womöglich schon immer mehr oder minder deutlich auffällig war. Beide Fragestellungen münden letztlich in dem Versuch, sich ein Urteil über die prämorbide Persönlichkeit des Patienten zu bilden.

Die Charakterisierung der prämorbiden Persönlichkeit (Primär- oder Grundpersönlichkeit) ist aus zwei Gründen notwendig:

1. Psychische Auffälligkeiten sind oft charakteristische oder besonders hervorstechende Persönlichkeitseigenschaften des Patienten und keineswegs immer nur Ausdruck einer Änderung der Grundpersönlichkeit.
2. Auch wenn es ganz offenkundig ist, daß bei dem Patienten eine psychiatrische Krankheit im engsten Sinne (z. B. eine endogene Depression oder ein cerebraler Abbauprozeß) vorliegt, dann wird das durch die Krankheit hervorgerufene psychopathologische Syndrom immer mehr oder minder deutlich durch die Grundpersönlichkeit des Patienten gefärbt, d. h. die prämorbide Persönlichkeit geht immer als Faktor in die Syndromgenese (s. unten) ein.

Man sollte bei dem Bemühen, die »prämorbide (Grund-)Persönlichkeit« zu charakterisieren, nicht davon ausgehen, nur die Persönlichkeitszüge erfassen zu wollen, die als Charakter-Anlage aufzufassen sind. Eine Persönlichkeit entwickelt sich im ständigen Wechselspiel zwischen Anlage und lebensgeschichtlicher Prägung. Man wird daher ganz pragmatisch die Gesamtheit aller Persönlichkeitszüge zu erfassen versuchen, die für die Individualität des Patienten charakteristisch waren, bevor die psychischen Eigentümlichkeiten ihren Ausgangspunkt fanden, deretwegen man den Patienten untersucht.

Zur Beurteilung seiner prämorbiden Persönlichkeit sollte man den Patienten um eine **Selbsteinschätzung** seiner Persönlichkeit bitten. Dazu sollte er angeben, wie er sich als Persönlichkeit **jetzt** sieht und außerdem schildern, wie seine Persönlichkeit im Vergleich zu jetzt **früher,** in »gesunden« Zeiten gewesen ist. Schließlich sollte der Patient berichten über seine Einstellung zu sich selbst, zu seiner Problematik und Krankheit, zu seinen menschlichen Beziehungen, zu seinem Beruf, zu seiner Umwelt.

2.7. Die körperliche Untersuchung

Die Befunde einer gründlichen körperlichen Untersuchung sind eine **unerläßliche Voraussetzung** für jede psychiatrische Urteilsbildung. Im Rahmen dieser körperlichen Untersuchung muß besonderer Wert auf die **neurologischen Befunde** gelegt werden, da – im Hinblick auf die Unspezifität psychopathologischer Syndrome – neurologische Symptome den ersten Hinweis liefern können, daß die beobachteten psychischen Störungen womöglich auf einer Affektion des Zentralnervensystems beruhen (z. B. Pyramidenzeichen und Reflexsteigerungen als Hinweis darauf, daß einem neurasthenischen Syndrom ein corticaler Prozeß – etwa eine cerebrale Gefäßerkrankung – zugrunde liegen könnte).

Über die klinische **körperliche Grunduntersuchung** hinaus werden im psychiatrischen diagnostischen Prozeß immer auch Befunde von **Laboruntersuchungen** zu berücksichtigen sein. Der Umfang der Routine-Laboruntersuchungen sollte bei psychisch gestörten Patienten allerdings nicht unangemessen weit gesteckt werden, weil die Untersuchungsprozeduren z. B. bei angst- oder wahnhaften Patienten eine zusätzliche Belastung darstellen können. Ob beim einzelnen psychisch gestörten Patienten über ein bestimmtes Maß von Routine-Laboruntersuchungen hinaus zusätzliche Spezial-Laboruntersuchungen durchgeführt werden, hängt vom Resultat der körperlichen Untersuchung und den Befunden der Routine-Laboruntersuchungen ab.

Wenn die Möglichkeit zur Durchführung eines **Elektroencephalogramms (EEG)** besteht, wird man diese Untersuchung möglichst frühzeitig in das Routine-Untersuchungsprogramm psychisch auffälliger Patienten einbeziehen.

Als neuroradiologische Untersuchung konnten bislang allenfalls Nativ-Aufnahmen des Schädels (»Schädel-Leeraufnahmen«) in ein Routine-Untersuchungsprogramm bei psychopathologisch auffälligen Patienten einbezogen werden. Mit der Entwicklung der cranialen Computer-Tomographie eröffnet sich jetzt die Perspektive, daß weit mehr Patienten als bisher auf eine Hirnatrophie untersucht werden können. Wenn auch mit dem Ultraschall-Echoencephalogramm (UEG) eine hinsichtlich hirnatrophischer Prozesse wenigstens orientierende Befunde liefernde, nicht-invasive Untersuchungsmethode zur Verfügung stand, so war die Methode des Pneumencephalogramms (PEG) zur sicheren Erfassung von Hirnatrophien doch eine so eingreifende Untersuchungsmethode, daß sie bei psychisch gestörten Patienten nur unter strengster Indikation (so z. B. bei sehr begründetem Verdacht auf eine Hirnatrophie) durchgeführt werden konnte.

2.8. Abschluß des diagnostischen Prozesses

Wenn nun nach einem ausführlichen ärztlichen Gespräch und einer gründlichen körperlichen Untersuchung (unter Einschluß von Labor- und anderen Spezialuntersuchungen) eine synoptische Bewertung aller vorliegenden Befunde vorgenommen werden soll, dann ist das Ziel nicht lediglich und möglichst unvermittelt die **Diagnose.** Im nächsten Schritt des diagnostischen Prozesses hat nun erst noch eine abwägende Analyse zu erfolgen, welche **verschiedenen Faktoren** (somatische Faktoren, seelische Faktoren, Anlage-Faktoren usw.) für die Entstehung der beobachteten psychischen Störungen als Teilursache, als Bedingungsfaktoren in Betracht kommen. Das Ziel dieses Schrittes im diagnostischen Prozeß ist weniger die Diagnose als vielmehr die Aufhellung der **Syndromgenese.**

2.8.1. Multifaktorielle Interpretation der Syndromgenese (mehrdimensionale Diagnostik)

Die wissenschaftliche Psychiatrie des vorigen Jahrhunderts hatte sich mit Blick auf die übrigen medizinischen Disziplinen auch das **Konzept der Krankheitseinheiten** zu eigen gemacht. Man ging deswegen für lange Zeit davon aus, daß die Gesamtheit aller psychischen Auffälligkeiten aus verschiedenen, gegeneinander abgrenzbaren psychiatrischen Krankheitseinheiten besteht, die – jede für sich – gekennzeichnet seien durch **eine Ursache,** eine in der Ursache wurzelnde **Pathogenese,** ein typisches psychopathologisches **Erscheinungsbild,** gleichartigen **Verlauf** und gleichartigen **Ausgang.** Dieses Konzept der psychiatrischen Krankheitseinheiten – für dessen Richtigkeit immer das Beispiel der progressiven Paralyse ins Feld geführt wurde – war schon hinsichtlich der Unspezifität der psychopathologischen Syndrome zu revidieren (s. oben): Psychopathologisch gleichartige Krankheitsbilder können auf völlig verschiedene Ursachen zurückzuführen sein – bei gleichartigen Ursachen kann es zu sehr verschiedenen psychopathologischen Krankheitsbildern kommen. Aber auch in einem weiteren Punkt ist das Konzept der Krankheitseinheiten zu revidieren: Psychiatrische Krankheitsbilder sind nur in Ausnahmefällen auf jeweils nur **eine** Ursache zurückzuführen. Es zeigt sich, daß es fast immer das **Zusammenspiel** *mehrerer* **Ursachen- bzw. Bedingungsfaktoren** ist, das dann letztlich zu psychopathologischen Auffälligkeiten führt. Damit ist an die Stelle der Annahme einer monokausalen Verursachung psychischer Störungen die Auffassung von der **multifaktoriellen Syndromgenese** getreten, der man nur mit einer **mehrdimensionalen Diagnostik** gerecht werden kann.

Als Kategorien für Ursachen-Faktoren müssen in jedem Einzelfall bei der syndromgenetischen Analyse berücksichtigt werden:

1. Charakter-Faktoren,
2. Intelligenz-Faktoren,
3. Hereditäre Faktoren, die zur Manifestation sog. endogener Psychosen disponieren.

(1.–3. können zusammengefaßt werden als »Anlage-Faktoren« III).

4. Biographische Faktoren (II).

(Zwischen den biographischen und den Charakter-Faktoren besteht natürlich eine das ganze Leben durchziehende intensive Wechselwirkung.)

5. Umwelt-Faktoren (einschl. sozialer Faktoren) (I).
6. Organische Krankheits-Faktoren (äußere Noxen, somatisch faßbare Krankheits-Faktoren) (IV).

Zur systematischen syndromgenetischen Analyse muß überprüft werden, ob und aus welchen Kategorien einzelne Ursachen-Faktoren für die Verursachung der beobachteten psychopathologischen Symptomatik in Betracht kommen (s. Abb. 1).

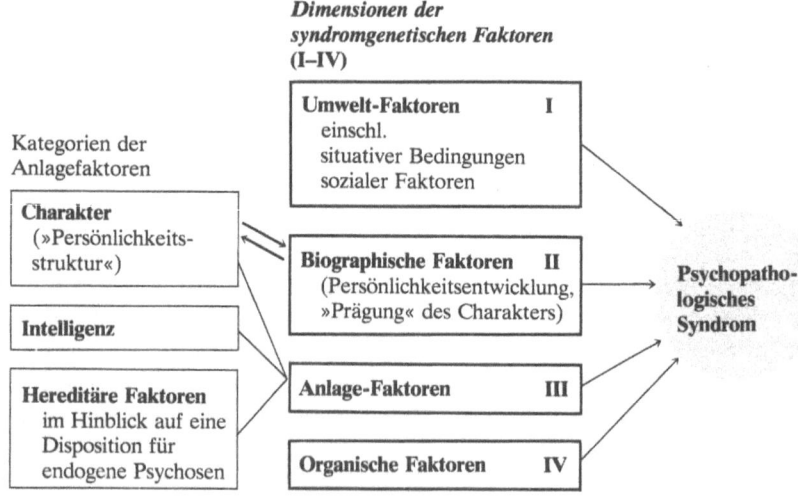

Abb. 1. Schema der multifaktoriellen Syndromgenese

2.8.2. Psychiatrische Systematik und nosologische Diagnosen

Bei jedem einzelnen Patienten muß die Durchleuchtung der Syndromgenese immer darauf abzielen, möglichst viele der überhaupt in Betracht kommenden **Bedingungsfaktoren** zu erfassen. Dann wird sich der Untersucher aber auch Rechenschaft darüber ablegen, welcher oder welche der verschiedenen Bedingungsfaktoren im Rahmen der Syndromgenese die **ausschlaggebende** Rolle spielen. Mit diesem diagnostischen Schritt wird versucht, die Hierarchie der Bedingungsfaktoren, deren unterschiedliche Bedeutung für die Syndromgenese abzuschätzen; man schafft damit gleichzeitig die Voraussetzung für eine **nosologische Diagnostik**.

Der Untersucher stellt sich zur Beurteilung des Einzelfalls verschiedene Fragen:
1. Sind die beobachteten psychischen Auffälligkeiten letztlich als psychische Reaktionen auf Erlebtes aufzufassen?
2. Oder könnten die beobachteten psychopathologischen Symptome eher Ausdruck einer endogenen Psychose (einer Schizophrenie oder einer manisch-depressiven Krankheit) sein?
3. Sind die festgestellten psychopathologischen Symptome primär auf eine körperliche Grundkrankheit zurückzuführen?
4. Oder sind die psychischen Auffälligkeiten letztlich Ausdruck der Persönlichkeitsveranlagung (z. B. des Charakters) des Patienten?

Die Antwort auf diese Fragen ist der Ausgangspunkt für eine nosologische Diagnose. Die Hauptzielrichtungen dieser vier Fragen kennzeichnen nämlich die großen Hauptgruppen psychiatrischer Krankheiten, denen alle **nosologischen Diagnosen** im Rahmen der heute allgemein anerkannten **psychiatrischen Systematik** zugeordnet werden können.

2.8.2.1. Psychogene psychische Störungen
(psychoreaktive Störungen; von den abnormen Reaktionen bis hin zu den gestörten Persönlichkeitsentwicklungen, den Neurosen)

Abnorme Erlebnisreaktionen sind verständliche, einfühlbare und nachvollziehbare außergewöhnliche Verhaltens- oder Erlebensweisen. Sie werden durch einen ganz bestimmten offenkundigen Anlaß ausgelöst. Sie sind die Antwort auf ein Ereignis, das von dem Betroffenen nicht adäquat verarbeitet werden kann. Abnorm sind diese Reaktionen nur insofern, als sie von ungewöhnlicher Stärke und/oder unangemessener Dauer sind. In der Anamnese ist immer ein bestimmtes auslösendes Ereignis – Verlust, Schreck, Katastrophe – auszumachen. Abnorme Erlebnisreaktionen dauern allenfalls bis zu einigen Wochen an; dann restituiert sich die Primärpersönlichkeit.

Als *abnorme seelische Entwicklungen* werden psychische Vorgänge mit Ausbildung psychopathologischer Symptomatik dann bezeichnet, wenn sie – im Gegensatz zu den abnormen Reaktionen – auf langfristigen oder auf sich häufig wiederholenden Einwirkungen psychotraumatischer Noxen beruhen. Die verursachenden Belastungen können dem Betroffenen offenkundig und bewußt sein, bleiben sehr oft aber auch unbewußt. Man spricht von einer **Neurose** (neurotischen Entwicklung) dann, wenn eine abnorme Entwicklung ihren Ursprung in einem unbewußten, oft in der frühen Kindheitsentwicklung verwurzelten Konflikt hat. Die Symptome einer Neurose sind direkte Folge und oft symbolischer Ausdruck des unbewußt bleibenden Konflikts; sie stellen – nach psychoanalytischer Theorie – einen Kompromiß dar zwischen Triebwünschen und Triebansprüchen einerseits und einer die Realisierung dieser Triebwünsche und Triebansprüche verhindernden Abwehr andererseits. Abnorme Entwicklungen verlaufen immer chronisch; sie können zu bleibenden Persönlichkeitsdeformationen führen.

2.8.2.2. Endogene Psychosen (Schizophrenien und manisch-depressive Psychosen)

Endogene Psychosen sind psychische Störungen, bei denen durch die Ergebnisse der modernen humangenetischen Forschung (z. B. Zwillingsforschung) gesichert ist, daß **Anlage-Faktoren** eine wichtige Rolle spielen. Aufgrund der genetischen Befunde ist davon auszugehen, daß für die Pathogenese der endogenen Psychosen biologisch faßbare Abläufe ausschlaggebend sind.

In jüngster Zeit mehren sich biochemische Befunde, die dafür sprechen, daß Psychosen des manisch-depressiven Formenkreises mit Störungen des Stoffwechsels biogener Amine (Noradrenalin, Serotonin) zusammenhängen; auf dem Gebiet der Schizophrenie ist die biologische Grundlagenforschung bei der Suche nach biochemischen Korrelaten noch nicht so erfolgreich gewesen, obwohl – aufgrund der genetischen Befunde – auch für die schizophrenen Psychosen biologische Korrelate zu postulieren sind. Für die Manifestation und den Verlauf schizophrener Psychosen spielen oft **auch biographische und Umgebungsfaktoren** eine wichtige Rolle. Letztlich sind die Ursachen und Entstehungsbedingungen der schizophrenen und manisch-depressiven Psychosen jedoch noch nicht ausreichend erforscht worden.

Die überwiegende Zahl **schizophrener Psychosen** wird in der Zeit zwischen der Pubertät und dem 40. Lebensjahr manifest. Schizophrenien können akut oder schleichend beginnen und dann schubweise oder chronisch verlaufen. Nach Schüben **kann** es zu bleibenden Persönlichkeitsveränderungen kommen (schizophrener Persönlichkeitswandel im Sinne einer Wesensänderung). In den Krankheitsmanifestationen können schizophrene Patienten eine sehr vielgestaltige Symptomatik aufweisen:

Denkstörungen: Denkzerfall, unzusammenhängendes, verworrenes, symbolisches, konkretes Denken = der Patient kann nicht mehr abstrakt denken: Interpretation von Sprichwörtern gelingt nicht mehr.

Affekt- und Antriebsstörungen: Inadäquate, situationsunangepaßte Gefühlsäußerungen, z. B. keine oder paradoxe emotionale Reaktionen auf Ereignisse, die Trauer, Freude oder Heiterkeit erwarten lassen. Antrieb stark gesteigert oder gemindert (Erregung oder Stupor).
Ich- und Persönlichkeitsstörungen: Tiefgreifende Veränderungen der ehemaligen, gesunden Persönlichkeit, die sich in absonderlichem, nicht einfühlbarem Verhalten äußern.
Wahndenken und Halluzinationen: Verfolgungs-, Beziehungs-, Beeinträchtigungs- und Größenwahn; in erster Linie akustische Halluzinationen (Stimmenhören), aber auch Halluzinationen auf anderen Sinnesgebieten (z. B. Geruchshalluzinationen).
Je nach der das Krankheitsbild besonders prägenden Symptomatik können Unterformen der Schizophrenie unterschieden werden:

a) **Hebephrene Schizophrenie**
   (meist in der Pubertät beginnend; läppisch-albernes Verhalten, Affektverflachung, zunehmende Antriebsverarmung, Denkzerfahrenheit; fast immer zu bleibenden Persönlichkeitsveränderungen führend)
   Wenn besonders symptomarmer Verlauf zu bleibender Persönlichkeitsveränderung führt, auch als »Schizophrenia simplex« bezeichnet.
b) **Katatone Schizophrenie**
   (durch Störungen der Motorik charakterisiert;
   einerseits »katatone« Erregungszustände,
   andererseits »katatone« Stuporen,
   außerdem verschiedene »katatone« Symptome wie z. B. Katalepsie = Haltungsverharren)
c) **Paranoide und paranoid-halluzinatorische Schizophrenie**
   (durch Wahndenken und evtl. durch – meist akustische – Halluzinationen charakterisiert)

Die **Psychosen des manisch-depressiven Formenkreises** sind Gemütskrankheiten im engeren Sinne. Die Symptomatik wird beherrscht von letztlich unbegründeter trauriger (»depressiver«) oder heiterer, gehobener (»manischer«) Stimmung – oft verbunden mit Störungen der Antriebsdynamik und der Psychomotorik.
Die manisch-depressiven Psychosen verlaufen in **Phasen** (Krankheitsphasen wechseln mit Intervallen völliger psychischer Gesundheit). Wenn es nur zur Manifestation depressiver Phasen kommt, spricht man von einer **monopolaren Depression** – das ist die häufigste Verlaufsform. Bei **bipolaren Verläufen** (»Cyclothymie«) treten depressive und manische Phasen auf. **Monopolare Manien** sind sehr selten.
Aus der **Familien-Anamnese** ergeben sich oft Hinweise nicht nur auf vergleichbare Erkrankungen bei Blutsverwandten, sondern vor allem auch auf Selbstmorde und Selbstmordversuche.

Symptomatik	Depression	Manie
Stimmung:	schwermütig, gedrückt, traurig, gleichgültig, ängstlich, gereizt	euphorisch, gehoben, lebensfroh, übermütig, humorvoll, optimistisch, gereizt
Denken:	formal: gehemmt, langsam, Einfallsarmut, zwanghaftes Grübeln inhaltlich: Selbstunterschätzung, Suicidgedanken	formal: beschleunigt (Ideenflucht), Einfallsreichtum, gesteigertes assoziatives Denken, Rededrang inhaltlich: Selbstüberschätzung
Wahnideen:	hypochondrische, Versündigungs-, Verarmungsideen	spielerische Größenideen
Motorik:	a) psychomotorische Hemmung bis zum Stupor oder b) agitiert und erregt	stark gesteigert, betriebsam, geschäftig, voller Unternehmungen
Körperliche Beschwerden:	Vitalgefühle gedrückt, Schlaftstörungen, Appetitlosigkeit, Schmerzzustände verschiedener Art: Kopfdruck, Kloßgefühl im Hals, Herzbeschwerden, Druckgefühl auf der Brust (»leibnah erlebte Traurigkeit«); alle Körperorgane können betroffen sein (wenn **nur** körperliche Beschwerden geklagt werden: »larvierte Depression«)	Vitalgefühle erhöht, Gefühl der Gesundheit und körperlichen Frische

Für die endogenen Depressionen ist typisch, daß die Beschwerden am Morgen am stärksten ausgeprägt sind, im Laufe des Tages an Intensität verlieren und abends manchmal völlig verschwunden zu sein scheinen **(Tagesschwankungen).**

2.8.2.3. Körperlich begründbare psychische Störungen (psychische Störungen, die Ausdruck einer körperlichen Grundkrankheit sind)

Hierzu gehören nicht nur alle psychischen Störungen bei somatisch faßbaren krankhaften **Hirnprozessen** (einschl. Altersabbauprozessen), sondern auch solche, die im Zusammenhang mit **Allgemeinerkrankungen** oder **exogenen Noxen**

(z. B. Intoxikationen) auftreten können, d. h. alle psychischen Störungen, für die mit Untersuchungsmethoden der somatischen Medizin eine körperliche Ursache erfaßt werden kann. Körperlich begründbare psychische Störungen sind in Erwägung zu ziehen, wenn
  a) die körperliche Untersuchung einen belangvollen Befund ergeben hat;
  b) eine psychopathologische Symptomatik besteht, die von sich aus (aufgrund der Symptomatologie und der Verlaufscharakteristik) den Verdacht nahelegt, daß sie Ausdruck einer somatischen Grundstörung sein könnte. Das trifft zu, wenn eines der folgenden Syndrome konstatiert wird:
  – Bewußtseinsstörungen,
  – Rausch,
  – Dämmerzustand,
  – Verwirrtheitszustand,
  – Delir,
  – Intelligenzabbau,
  – Gedächtnisstörungen.

Bewußtseinsstörungen legen den Verdacht nahe, daß die organische Grundstörung akut wirksam geworden ist (z. B. Hirntrauma, akute Intoxikation); Intelligenzabbau läßt auf langfristige Wirksamkeit der organischen Noxe schließen (z. B. Hirnabbauprozesse, chronische Intoxikationen). Aber nicht nur diese »organischen Psychosyndrome« im weitesten Sinne (darunter die sog. »akuten exogenen Reaktionstypen« wie Rausch, Dämmerzustand, akuter Verwirrtheitszustand, Delir) legen den Verdacht auf eine körperlich begründete psychische Störung nahe. Auch psychopathologische Einzelsymptome (z. B. eine »Affektlabilität«) müssen den Verdacht auf die Möglichkeit einer zugrundeliegenden körperlich begründeten psychischen Störung lenken. Chronisch wirkende Noxen können initial gerade solche, oft sehr diskrete Affektstörungen bewirken. Die Beobachtung einer Affektlabilität und noch viel mehr die Feststellung von Störungen des Bewußtseins, der Orientierung, der mnestischen Funktionen und der Intelligenz müssen den Untersucher veranlassen, besonders gründlich nach eventuell in Betracht kommenden körperlichen Ursachen zu forschen.

2.8.2.4. Psychische Auffälligkeiten, die als Ausdruck einer von der »Norm« mehr oder minder stark abweichenden Persönlichkeitsveranlagung aufzufassen sind

In dieser großen Gruppe werden zwei sehr verschiedene Untergruppen zusammengefaßt: Einmal Patienten, deren gesamte Entwicklung dadurch beeinträchtigt ist, daß sie eine niedrige Intelligenz haben – das ist die **Gruppe der Oligo-**

phrenen (Schwachsinnige, Patienten mit Intelligenzmängeln); zum anderen Patienten mit normaler Intelligenz, die sich durch bestimmte Charakterzüge von der Durchschnittsnorm so abheben, daß sie selbst oder die Umwelt unter diesen Persönlichkeitszügen leiden – das ist die **Gruppe der »abnormen Persönlichkeiten« (Psychopathien).**

2.8.3. Psychiatrische Diagnostik als Basis des Behandlungsplans

Eine nosologische Diagnose könnte dazu verleiten, sich in der Behandlung von psychiatrischen Patienten **jeweils nur »einspurig«** festzulegen [z. B. bei psychogenen Störungen nur Psychotherapie; bei körperlich begründbaren psychischen Störungen nur Behandlung der Grundkrankheit – soweit möglich; bei endogenen Psychosen – je nach Einstellung – nur somatische Therapie (d. h. in erster Linie: Psychopharmaka) oder nur Psychotherapie!] **Solche Behandlungen werden dem Konzept der multifaktoriellen Syndromgenese nicht gerecht.**
Bei der Aufstellung eines individuellen Behandlungsplans sollte die nosologische Diagnose zwar zur Grundlage für die Entscheidung über den **Therapie-Schwerpunkt** gemacht werden. Im übrigen muß aber in jedem individuellen Behandlungsplan das Ergebnis der multifaktoriellen Interpretation der Syndromgenese des Einzelfalls zum Ausdruck kommen. Das bedeutet, daß verschiedene Behandlungsmöglichkeiten miteinander kombiniert und verzahnt werden müssen – ohne daß daraus unreflektierte Polypragmasie erwachsen darf!

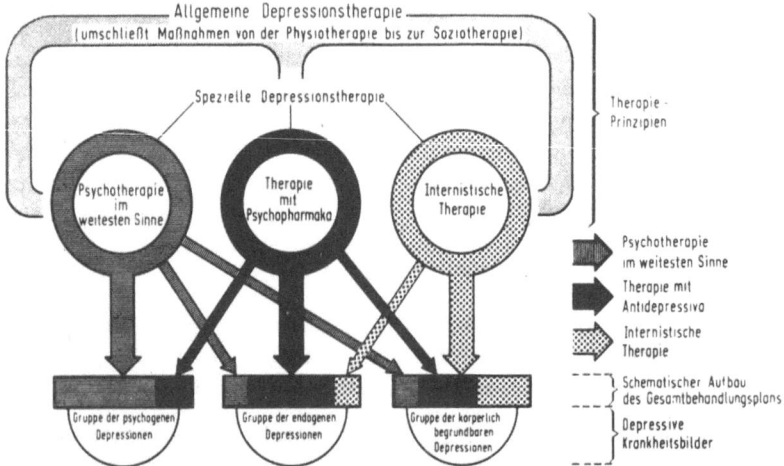

Abb. 2. Depressionstherapien (nach Angst u. Hippius)

Über den **spezifischen Ansatzpunkt der Therapie** (Therapie-Schwerpunkt) hinaus (z. B. Psychotherapie bei psychogenen Störungen; internistische Therapie bei körperlich begründbaren psychischen Störungen; Psychopharmaka vom Typ der Neuroleptica oder Antidepressiva bei endogenen Psychosen) sollten in einen **Gesamtbehandlungsplan** immer auch die anderen Therapie-Prinzipien und schließlich auch unspezifische Therapiefaktoren (von soziotherapeutischen bis hin zu physiotherapeutischen Ansätzen) integriert werden.

Abbildung 2 soll das **Konzept des psychiatrischen Gesamtbehandlungsplans als Konsequenz aus der multifaktoriellen syndromgenetischen Analyse** am Beispiel der Behandlung depressiver Syndrome verdeutlichen.

3. Diagnostische, differentialdiagnostische und therapeutische Hinweise bei den verschiedenen psychopathologischen Syndromen

3.1. Bewußtseinsstörungen (evtl. Notfall!)
(nur leichtere Bewußtseinsstörungen sind kein Notfall!)

Unverzüglich **Informationen einziehen** (Umgebung!):
Verlauf der Bewußtseinsstörung?
Akuität des Beginns der Bewußtseinsstörung?
(z. B. plötzlich einsetzender Bewußtseinsverlust – »Synkope« – oder von Tag zu Tag zunehmende Schläfrigkeit).
Ereignisse, die der Bewußtseinsstörung unmittelbar vorausgingen? (Trauma, Intoxikation usw.)
Körperliche Untersuchung:

> Spezielle neurologische Untersuchung, einschl. Spiegeln des Augenhintergrunds.
> Pupillen-Symptome?
> Nackensteifigkeit?
> Falls Kommunikation möglich: Kopfschmerzen?

- **Laboruntersuchungen:**

> **Urin:** Zucker, Aceton
> **Blut:** Blutbild, Blutsenkung (Infektion?),
> Blutzucker,
> Rest-N,
> Bilirubin,
> Elektrolytverschiebungen (insbesondere: Serum-Kalium).

- So schnell wie möglich: **Elektroencephalogramm (EEG)** und **Echoencephalogramm (UEG)**
bei synkopalen Bewußtseinsstörungen: EKG.
Eventuell **Liquoruntersuchung**
(vor Punktion: Augenhintergrund spiegeln!).

Mögliche Ursachen:
Internistische Krankheiten? (Hypoglykämie; Hyperglykämie; Niereninsuffizienz – Urämie; Hypo- oder Hyperfunktion der Schilddrüse; Leberkrankheiten; Porphyrie usw.)
Neurologische Krankheiten? (Hirntumor – Somnolenz im Crescendo-Verlauf; cerebrale Anfälle – postkonvulsive Bewußtlosigkeit oder terminaler Tiefschlaf nach Anfall; »Apoplexie«; synkopale Anfälle; Encephalitiden; Hirntrauma; epidurale und subdurale Hämatome usw.)
Intoxikationen? (akut? chronisch?)
Übermüdung?
Psychogene Bewußtseinsstörung? (EEG!)
Manchmal Schwierigkeiten zu entscheiden, ob Bewußtseinsstörung vorliegt: z. B. bei Aphasie oder katatoner Schizophrenie (EEG!).

■ **Therapeutische Hinweise:**
Bis zur Abklärung der Ursachen **keine** zentralwirksamen Pharmaka (keine Schmerzmittel; keine Psychopharmaka)
Verlauf sorgfältig beobachten, bis Ursache geklärt worden ist,
– dann ursachengerichtete Therapie
Bei unklarer diagnostischer Situation:
Einweisung in medizinische Klinik; ggf. sofort auf **Intensiv-Station** (z. B. bei Verdacht auf schwere Bewußtseinsstörung nach akuter Intoxikation im Zusammenhang mit Selbstmordversuch)

3.2. Rausch (evtl. Notfall!)

Bei Patienten im **Alkoholrausch:**
Vorsicht – Gefahr des Übersehens anderer (z. B. internistischer, neurologischer – aber auch psychiatrischer) Grundkrankheiten und Komplikationen
Vorsicht: Rausch kann schwerwiegende Krankheiten kaschieren. Patient kann den Eindruck erwecken, einen schweren Rausch zu haben (Foetor ex ore!)
– manchmal besteht jedoch kein Rausch: z. B. Hirntrauma bei einem Patienten, der nur geringe Mengen Alkohol getrunken hat.
Vor allem bei Jugendlichen:
Rauschzustände **ohne** Alkohol
– durch Rauschmittel wie z. B. Haschisch, Cocain, Heroin, Stechapfel-Aufkochungen usw., aber auch nach Schnüffeln von Lösungsmitteln oder mißbräuchlicher Anwendung von legalen Arzneimitteln (z. B. bromhaltige Schlafmittel).
● Wenn Rausch-Verlauf atypisch: EEG.
Beobachten!
■ Zentralwirksame Medikamente vermeiden.
Nur wenn Gefahr der Fehlhandlungen aus dem Rausch erwächst:
Haloperidol i. m. oder i. v. 1–3mal 1 Ampulle zu 5 mg.

3.3. Dämmerzustand (evtl. Notfall!)

Wenn beim Patienten Grundkrankheit bekannt ist, in deren Verlauf Dämmerzustände vorkommen können: nur dann kein absoluter Notfall!
Im allgemeinen:
Patienten mit Dämmerzuständen **in psychiatrische Klinik einweisen!**
● Dann EEG!
Untersuchungen wie bei Bewußtseinsstörungen (s. 3.1.).
Dämmerzustände sind seltene Vorkommnisse.
Mögliche Ursachen:
Vergleiche 3.1.
Am ehesten kommen in Betracht:
Dämmerzustände bei Epilepsien
   (postkonvulsive Dämmerzustände; aber auch Dämmerzustände, wenn Anfallsmanifestation ausbleibt),
bei pathologischen Rauschzuständen,
bei Intoxikationen,
nach Hirntraumen,
Psychogene Dämmerzustände
   (als abnorme Reaktion z. B. bei Schwachsinnigen; Primitivreaktion).
Wenn als Syndrom erkannt – nur selten differentialdiagnostische Schwierigkeiten
   z. B. gegenüber Dämmerattacken (= Temporallappen-Anfälle, sog. dreamy states) oder
   Petit-mal-Status (EEG!)
■ Wenn vermeidbar: keine zentral-wirksamen Medikamente; allenfalls: Haloperidol i. v. oder i. m. in fraktionierten Dosen – jeweils 5 mg (= 1 Ampulle) bis Patient leitbar ist.

3.4. Verwirrtheitszustand (evtl. Notfall!)

Wenn Verdacht besteht, daß aus der Verwirrtheit Fremd- oder Selbstgefährdung durch Fehlhandlungen erwachsen könnte: Notfall!
Dann: Einweisung in psychiatrische Klinik
Bei jedem Verwirrtheitszustand möglichst genaue Informationen von Dritten einziehen über Art, Entstehung und Verlauf der Verwirrtheit.
Verwirrtheitszustand nur dann diagnostizieren, wenn keine Störungen des Wachbewußtseins, kein Dämmerzustand, kein Rausch, kein Delir vorliegen.

Nähere Charakterisierung des Verwirrtheitszustandes:
1. **Desorientiertheit?** oder
2. **Verworrenes Denken?** (Vorsicht: Verwechslung mit Aphasie vermeiden!)

▶ 1. **Wenn Desorientiertheit im engeren Sinne** (Störung der Orientierung bezüglich Zeit, Ort, Situation, der eigenen Person) vorliegt: wichtiger Hinweis, daß es sich um körperlich begründete psychische Störung handelt.

Desorientiertheit
- Reversibel oder irreversibel?
- Plötzlich auftretend oder sich allmählich entwickelnd?
- Nach voraufgehender Bewußtseinsstörung oder ohne voraufgehende Bewußtseinsstörung?

Akuter Beginn der Desorientiertheit weist auf akut einsetzende Wirkung der auslösenden Noxe hin – kann aber – bei Zusammentreffen mehrerer Noxen – Dekompensationsphänomen sein (z. B. plötzlich manifeste Desorientiertheit bei Hinzutreten einer geringfügigen Noxe beim bis dahin noch voll orientierten Alterspatienten).

Mögliche Ursachen einer Desorientiertheit:
In erster Linie kommen alle organischen Noxen in Betracht, durch die das Gehirn diffus geschädigt wird, z. B.
    cerebrale Gefäßkrankheiten
    hirnatrophische Prozesse
    chronische Intoxikationen (Alkoholismus!).

Wie bei anderen »psychoorganischen Syndromen«:
    auch bei Verwirrtheitszuständen an die Möglichkeit psychogener Verwirrtheitszustände denken.

Korsakow-Syndrom:
    Typische Symptom-Konstellation mit Desorientiertheit zur Zeit, zum Ort und zur Situation, bei erhaltener Orientiertheit zur eigenen Person,
    ausgeprägte Merkfähigkeitsstörungen,
    Zeitgitterstörungen,
    Altgedächtnis oft überraschend gut erhalten (minutiöse Detail-Erinnerungen an die Jugendzeit),
    Einstellungsstörungen (Erschwerung bis Unmöglichkeit, sich aus einem bestimmten Gedankenkreis zu lösen und auf neues Bezugsystem einzustellen),
    Konfabulationen,
    Störungen der Kritikfähigkeit,
    Stimmung meist euphorisch.

Wurde früher als »spezifisch« für **Alkoholismus** angesehen
- kann **bei allen das Hirn diffus schädigenden Noxen** vorkommen
- in Abhängigkeit von der Noxen-Einwirkung auch als »passageres« psychoorganisches Syndrom vorkommend,

– zumeist jedoch chronisch.
Wenn schädigende Noxe bekannt ist:
Noxe (z. B. Alkohol; aber auch Medikamente wie z. B. Antiparkinsonmittel) ausschalten.
- Wenn zugrundeliegende Grundkrankheit behandelbar:
kausaler Therapie-Versuch.
Multifaktorielle Genese berücksichtigen:
z. B. bei nächtlichen Verwirrtheitszuständen alter Patienten:
Digitalisierung
+ Blutdruckstabilisierung
+ Versuch, mit Medikamenten cerebrales Funktionsniveau zu verbessern (z. B. mit Coffeinum hydrochloricum, Cinnarizin [Stutgeron], Piracetam [Normabroin, Nootrop], Meclofenoxat [Helfergin] – durch Beeinflussung der cerebralen Durchblutung?? des cerebralen Stoffwechsels?)
+ Kontrolle des Wasserhaushalts (arteriosklerotische Patienten sind besonders empfindlich auf Exsiccose)

▶ 2. **Wenn verworrenes Denken den Verwirrtheitszustand prägt:**
Schizophrenie?
Akute symptomatische Psychose bei somatisch faßbarer Grundkrankheit?
Psychogener Verwirrtheitszustand bei Schwachsinnigen unter affektiver Belastung?
- Symptomatische Behandlungsmaßnahmen auf notwendiges Minimum reduzieren:
z. B. kleinste Dosen Haloperidol bei nächtlichen Verwirrtheitszuständen alter Patienten mit Arteriosclerosis cerebri (z. B. 5–10 Tropfen, d. h. 0,5–1 mg!)
wenn Patienten bettflüchtig und motorisch unruhig: **keine** Barbiturate oder andere hypnotisch-sedativ wirkende Medikamente
Therapeutische Polypragmasie kann Verwirrtheitszustände verschlimmern.

3.5. Delir (delirantes Syndrom) (Notfall!!!)

Einweisung in **psychiatrische Klinik** oder in **interne Abteilung,** die Voraussetzungen für Isolierung des Patienten (für Stunden bis zu einigen Tagen) und **intensive pflegerische Überwachung** hat.
Delir bei Patienten auftretend, die aus ganz anderen Gründen in Medizinische, Chirurgische oder andere Kliniken (z. B. zur Operation) aufgenommen werden:

- Klinikaufnahme stellt bei Alkoholikern oft unfreiwilligen Entzug dar,
- Manifestation dann in den ersten Tagen nach Klinikaufnahme (evtl. zusätzlich wirksame Faktoren: Applikationen zentralwirksamer Medikamente wie Anticholinergica, Antidepressiva).

Untersuchungen – soweit möglich – wie bei Bewußtseinsstörungen (s. 3.1.).
Versuch, Information über auslösende Faktoren zu bekommen – aber auch wenn das nicht befriedigend gelingt: trotzdem behandeln!
[Delire sind immer lebensbedrohliche Zustände!]
Wenn keine wesentlichen und anhaltenden Störungen des Wachbewußtseins vorliegen:
   Behandlung mit **Chlormethiazol** (Distraneurin)
   – wegen Nebenwirkungen von Chlormethiazol: nur unter klinischer Überwachung.
[Chlormethiazol: Mittel der Wahl beim Alkoholdelir]
Durch Einführung des Chlormethiazols: Senkung der Mortalität des Alkoholdelirs unter 10%!
Bei schwersten deliranten Zuständen:
Chlormethiazol-Dauertropfinfusion der 0,8%igen Lösung (100 ml enthalten 0,8 g),
Dosierung: in 24 h möglichst nicht mehr als 8,0 g (= 1000 ml).
Ständige Überwachung des Patienten!
(Vorsicht! Gefährliche Nebenwirkungen bei zu hoher Dosierung: Bewußtseinsstörungen, plötzliche Atemdepressionen, Kreislaufversagen möglich; bei sorgfältiger Überwachung durch sofortige Unterbrechung der Tropfinfusion gut beherrschbar!)
Wenn möglich: Verzicht auf Dauertropfinfusion;
   fraktionierte Gaben von je 1 g Chlormethiazol (= 2 Tabletten) bis zur Ruhigstellung des Patienten;
   Maximaldosis (in 24 h): bis zu 8 g.
Wegen Gefahr der Abhängigkeit von Chlormethiazol:
   Anwendungsdauer möglichst nicht länger als 10 Tage nach Abklingen des Delirs!
Wenn diagnostische Situation völlig unklar ist oder Verdacht auf beginnende, womöglich progrediente Störungen des Wachbewußtseins besteht:
   Behandlung mit **Haloperidol** [i. m. oder i. v.; fraktionierte, falls erforderlich mehrfache Gaben von jeweils 5 mg (= 1 Ampulle) bis Patient psychomotorisch ruhig geworden ist].
▶ **Mögliche Ursachen:**
■ (Behandlungsrichtlinien nach Ursachen differenziert)

| Alkohol-Delir | Sofortiger Entzug; medikamentöse Therapie: Chlormethiazol. |

Delir bei Medikamentensucht (einschl. Chlormethiazol selbst)	Bei Opiaten: sofortiger Entzug; bei Barbituraten, anderen Hypnotica oder Chlormethiazol: sukzessiver Entzug über ca. 10 Tage; medikamentöse Therapie: Chlormethiazol; bei Chlormethiazol-Sucht: Haloperidol.
Delir nach Rauschmitteln	Sofortiger Entzug; medikamentöse Therapie: Chlormethiazol oder Haloperidol.
Delir bei therapeutischer Anwendung von zentralwirksamen Pharmaka (z. B. Antidepressiva, Neuroleptica, Anticholinergica)	Sofortiges Absetzen oder starke Reduktion der Pharmaka entsprechend dem Schweregrad des Delirs; evtl. zusätzlich Chlormethiazol
Delir bei schweren Allgemeinkrankheiten (z. B. Infektionskrankheiten, Vergiftungen, Stoffwechselkrankheiten, Kreislaufstörungen, akute cerebrale Krankheiten)	Primäre Behandlung der Grundkrankheit; evtl. zusätzlich Chlormethiazol

3.6. Intelligenzstörungen

Aus Lebensgeschichte zu erschließen versuchen, ob es sich um Intelligenzstörung
    im Sinne einer **Oligophrenie** oder
    im Sinne einer hirnorganischen **Demenz** handelt.
Wenn auch weder bei Oligophrenie noch bei Demenz direkte Behandlungsmöglichkeiten bestehen:
Bei Verdacht auf **Intelligenzstörung** jedweder Art:
1. Ausmaß und spezielle Ausgestaltung der Intelligenzstörung erfassen (Intelligenztests; in Zusammenarbeit mit Nervenarzt, klinischen Psychologen, Erziehungsberatung usw.)
2. Soweit möglich: ursächliche Noxen auszuschalten versuchen (z. B. bei chronischen Intoxikationen)
3. Möglichst weit gefächerte Maßnahmen einleiten, um – im Kindesalter (bei Oligophrenie) ebenso wie im hohen Lebensalter (bei Demenzen) – soziale Folgen so niedrig wie möglich zu halten

▶ Wichtigste Ansatzpunkte für **Beurteilung der Intelligenz eines Patienten: Lebensgeschichte!**

(Oligophrenie: z. B. Schulerfolg, Berufsausbildung; Demenz: z. B. berufliches Versagen).
Bei Verdacht auf Intelligenzstörungen außerdem im Rahmen des ärztlichen Gesprächs:
▶ **Orientierende Intelligenzprüfung**
1. *Prüfung des allgemeinen Wissens*
(z. B. Grundoperationen des Rechnens; Fragen nach Kenntnissen und Erfahrungswissen – unter Berücksichtigung des Herkunftsmilieus des Patienten; Fremdwörter erklären).
2. *Orientierende Prüfung des Abstraktionsvermögens*
(z. B. Unterschiedsfragen, Gemeinsamkeiten finden, Begriffsgegensätze nennen, Sprichwörter erklären)

Demenzen können in gewisser Weise »akut« nach akuten Einwirkungen intensiver Noxen in Erscheinung treten (z. B. nach Hirntrauma, nach Encephalitis, nach längerer Bewußtlosigkeit in Zusammenhang mit schwerer akuter Vergiftung).
Weit häufiger entwickeln sich Demenzen jedoch langsam, schleichend-progredient im Zusammenhang mit langfristig wirksamen Schädigungen des Gehirns. Bei dieser Konstellation können der Intelligenzstörung im Sinne der Demenz vorausgehen:
1. Syndrome, bei denen Gedächtnisstörungen im Vordergrund stehen (s. 3.7.), und/oder
2. Wesensänderungen (s. 3.8.).
Intelligenzstörungen können Grundlage anderer psychopathologischer Auffälligkeiten sein, z. B. von Erregungszuständen, abnormen Reaktionen, atypischen Psychosen.

3.7. Gedächtnisstörungen

Subjektive Klage vieler Patienten (z. B. bei depressiven Patienten) – »Gedächtnisstörungen« nur dann diagnostizieren, wenn **objektivierbar**.
Von vornherein unterscheiden:
1. **Gedächtnislücken (Amnesien)** und
2. **(langsam voranschreitende) Störungen der Merkfähigkeit, des Frischgedächtnisses, des Altgedächtnisses**
▶ 1. Bei scharf abgegrenzter(en) **Gedächtnislücke(n)**:
Diagnostische Abklärung unerläßlich (neurologische oder psychiatrische Klinik).
Zusammenhang mit Bewußtseinsstörung, Rausch, Dämmerzustand, Verwirrtheitszustand, Delir? (vgl. 3.1.–3.5.)

Auslösendes Ereignis?
Psychogene Amnesie?
▶ 2. Bei **nicht-reversiblen Störungen der Gedächtnisfunktionen** (Merkfähigkeit, Frischgedächtnis, Altgedächtnis):
  – Wenn psychologische Gründe als Ursachen ausscheiden (»Verdrängung«), in erster Linie nach organischer Ursache suchen (vgl. 3.1. und 3.4.).
  Kombination von Merkfähigkeits- und Frischgedächtnisstörungen mit Desorientiertheit: Korsakow-Syndrom (vgl. 3.4.).
  – Nicht-reversible, progrediente Gedächtnisstörungen dieser Art können in eine Demenz ausmünden (vgl. 3.7.).
■ Bisher keine zweifelsfrei wirksamen Therapie-Verfahren zur »Besserung« von Gedächtnisstörungen bekannt
Differentialdiagnostisches Problem:
  Durch schwere Antriebshemmungen (z. B. bei gehemmten Depressionen) können »echte, organische« mnestische Störungen vorgetäuscht werden.

3.8. Wesensänderung

Irreversible Persönlichkeitsänderung (Charakterveränderung) ohne wesentliche Beeinträchtigung der Intelligenz und der Gedächtnisfunktionen; im Vordergrund stehen Antriebs- und Affekt-Störungen.
▶ **Mögliche Ursachen:**
Alle organischen Noxen, die das Gehirn diffus schädigen können
  – im weiteren Verlauf kann Wesensänderung dann in Demenz ausmünden (zur Diagnostik: vgl. 3.1. und 3.6.).
Aber auch nach nur lokalisierten Hirnschäden, z. B.
»hirntraumatische Wesensänderung« (»hirnlokales Psychosyndrom«),
bei endokrinen Krankheiten (»endokrines Psychosyndrom«),
im Verlauf von Krampfleiden (sowohl bei genuinen Epilepsien als auch bei symptomatischen cerebralen Anfallsleiden),
im Zusammenhang mit chronischen Intoxikationen (wenn Noxe ausgeschaltet wird, kann vermeintlich irreversible Wesensänderung zumindest z. T. reversibel sein!),
im Verlauf von Schizophrenien (meist erst nach mehreren Schüben): nach Abklingen der produktiven psychotischen Symptomatik (»schizophrener Wesenswandel«; früher als »schizophrener Defekt« bezeichnet); vgl. auch autistisches Syndrom (3.16.), dort auch therapeutische Hinweise
»Endzustände« schwerer Neurosen

Keine wirksamen, eine Wesensveränderung direkt beeinflussenden Therapie-Ansätze bekannt:
- Versuch, Noxen auszuschalten (z. B. bei chronischen Intoxikationen),
- Versuch, Grundleiden so zu beeinflussen, daß Gefahr der Ausbildung einer Wesensänderung geringer wird (z. B. sorgfältige, auf möglichst weitgehende Anfallsverhütung zielende antikonvulsive Behandlung beim Epileptiker; rezidivverhütende Dauertherapie mit Neuroleptica bei schubförmig verlaufenden Schizophrenien),
- Wesensänderung oft trotzdem nicht zu verhindern.

3.9. Depressives Syndrom

Depressive Verstimmungen können bei **allen** psychiatrischen Krankheiten vorkommen.

Deswegen: umfassende psychiatrische **und organische** Diagnostik unerläßlich!

Nur scheinbar einfache diagnostische Situation:

Einerseits: einzelne auch erheblich depressiv verstimmte Patienten bestreiten von sich aus, depressiv zu sein.

Andererseits: Patienten bezeichnen von sich aus viele subjektiv erlebte »Mißbefindlichkeiten« zu Unrecht als »Depression«.

▶ Sicherung der Diagnose eines depressiven Syndroms durch gezielte, möglichst einfache Fragen, z. B.

---

1. Können Sie sich noch freuen?
2. Fällt es Ihnen schwer, Entscheidungen zu treffen?
3. Haben sie noch an etwas Interesse?
4. Neigen Sie in letzter Zeit vermehrt zum Grübeln?
5. Plagt Sie das Gefühl, Ihr Leben sei sinnlos geworden?
6. Fühlen Sie sich müde, schwunglos?
7. Haben Sie Schlafstörungen?
8. Spüren Sie irgendwelche Schmerzen, einen Druck auf der Brust?
9. Haben Sie wenig Appetit, haben Sie an Gewicht verloren?
10. Haben Sie Schwierigkeiten in sexueller Hinsicht?

Für die differentialdiagnostische Aufschlüsselung:

Informationen über den langfristigen **Verlauf** und die **Akuität** des Krankheitsbeginns oft aufschlußreicher als psychopathologische Symptomatik

Akuter Beginn:

vorwiegend bei endogenen Depressionen oder als Ausdruck einer abnormen Reaktion

Schleichender Beginn:

vorwiegend bei neurotischen Depressionen, aber auch bei körperlich begründbaren Depressionen (bei allen chronischen Hirnprozessen, bei Allge-

meinkrankheiten und bei chronischen Intoxikationen, z. B. bei chronischem Alkohol-, Medikamentenmißbrauch)
Vorgehen bei der Suche nach dem syndromgenetischen (ätiologischen) Schwerpunkt eines depressiven Syndroms:

endogen:	– hereditäre Belastung? – phasenhafter Verlauf? – Tagesschwankungen? – ohne stichhaltigen Anlaß?
körperlich begründbar:	– körperliche Befunde? – durchgemachte Erkrankungen? – chronische Erkrankungen? – Mißbrauch von Medikamenten oder Alkohol?
psychogen:	– aktuelle Konflikte? – chronische Konflikte? – jahrelanger Verlauf? – keine Phasen?

Wenn das abschließende Urteil bei sich lang hinziehender Depression ist: Es handelt sich **nicht** um eine endogene und auch nicht um eine körperlich begründete Depression – dann Abwägen der Möglichkeiten:
1. überwiegend biographisch bedingt **(neurotische Depression)**,
2. überwiegend auf Anlage zurückzuführen **(depressive Persönlichkeit)**.

Auf »Begleitsymptome« der Depression achten:

z. B. Schlafstörungen

Durchschlafstörungen mit sehr frühem Erwachen – vorzugsweise bei endogenen Depressionen

Einschlafstörungen – vorzugsweise bei psychogenen Depressionen

Bei der Abklärung der somatisch faßbaren Bedingungsfaktoren eines depressiven Syndroms beachten:

Nicht nur körperliche Krankheiten können eine Depression bewirken
– auch die zur Behandlung körperlicher Erkrankungen verordneten Medikamente!

(**Pharmakogene Depression** – kann durchaus iatrogen sein, z. B. nach Antihypertonica, nach Neuroleptica.)

■ Behandlung von Depressionen unter Berücksichtigung der Syndromgenese
– bei **endogenen Depressionen** (unipolar oder monopolar; vgl. S. 89) und **Involutionsdepressionen** (= Spätmanifestationen endogener Depressionen, bei denen jedoch in fast jedem Einzelfall multifaktorielle Syndromgenese evident ist):
Behandlung mit Antidepressiva (nähere Einzelheiten s. Benkert u. Hippius, 1979).

Vor Beginn einer ambulanten Therapie mit **Antidepressiva:**
Problem der **Suizidalität** klären (vgl. 3.28.); dazu immer drei Fragen:
1. Besteht Suizidalität?
2. Wie wird sich eine bestehende Suizidalität unter der medikamentösen Therapie entwickeln?
3. Ist unter Berücksichtigung der Antworten auf Fragen 1 und 2 eine Einweisung in eine psychiatrische Klinik in Betracht zu ziehen?

■ **Auswahl des Antidepressivums nach psychopathologischen Zielsymptomen**
▶ Wenn das psychopathologische Syndrom sehr weitgehend
■ von der *Verstimmung* beherrscht wird und demgegenüber alle übrigen Symptome (z. B. Antriebsstörungen, depressives Wahndenken) zurücktreten:
Ambulante Behandlung mit einem der zahlreichen **Antidepressiva** durchaus möglich und aussichtsreich, **Imipramin** (Tofranil) 3mal 25 mg/die bis 3mal 75 mg/die, oder
Maprotilin (Ludiomil) 3mal 25 mg/die bis 3mal 50 mg/die (bzw. 2mal 75 mg/die oder
Dibenzepin (Noveril) 3mal 80 mg/die bis 2mal 240 mg/die
Sollen dem Patienten möglichst keine oder nur sehr wenige – der an sich zumeist harmlosen – Nebenwirkungen zugemutet werden, dann ein entsprechendes Antidepressivum verordnen, z. B. **Mianserin** (Tolvin) 3mal 10 mg/die bis 3mal 20 mg/die oder
Lofepramin (Gamonil) 3mal 35 mg/die bis 3mal 70 mg/die
Vorsicht! Wenn **Suizidalität** besteht oder unter der antidepressiven Medikation manifest wird – Einweisung in psychiatrische Klinik!
Bei Verdacht oder Hinweisen auf Suizidalität ambulante Fortführung der Therapie allenfalls
1. bei Anwendung von stärker dämpfenden Antidepressiva (z. B. Amitriptylin) oder
2. unter Kombination der antidepressiven Therapie mit stärker dämpfend wirkenden Neuroleptica oder Tranquilizern [zusätzlich zum Antidepressivum z. B. Perazin (Taxilan) oder Diazepam (Valium) – »ausdosieren«, bis deutliche Sedierung erreicht worden ist!].

▶ Bei *agitierten (psychomotorisch erregten) und angsthaften*
■ *Depressionen:*
leicht bis stärker dämpfend wirkende Antidepressiva,
z. B. **Amitriptylin** (Laroxyl, Saroten, Tryptizol) 3mal 25 mg/die p. o.; ambulant bis 3mal 50 mg/die evtl. auch 3mal 75 mg/die; klinisch bis 300 mg/die,
bei Schlafstörungen: Hauptteil der Amitriptylin-Dosis vor dem Schlafengehen (z. B. in Form des Saroten retard 75 mg), oder
Doxepin (Aponal, Sinquan) 3mal 25 mg/die p. o.; ambulant bis 3mal 50 mg/die, evtl. auch 3mal 75 mg/die; klinisch bis 300 mg/die

▶ Bei *stark gehemmten Depressionen:*

- aktivierende Antidepressiva

    z. B. **Desimipramin** (Pertofran) 3mal 25 mg/die bis 3mal 50 mg/die.

Als aktivierende Antidepressiva stehen außerdem noch zur Verfügung:
Nomifensin (Alival) 3mal 25 mg/die (bis 200 mg/die) (hat sich besonders in der ambulanten Therapie zur Behandlung leichterer gehemmter Depressionen bewährt) und
Tranylcypromin [Monoaminoxydase-Inhibitor (MAO-I), in Form eines Kombinationspräparats: Jatrosom] 1–2 Dragees/die.

[Wie bei allen anderen MAO-I bei Jatrosom-Therapie: Diätvorschriften einhalten! Verbot von tyraminhaltigen Nahrungsmitteln wie z. B. aromatischen Käsesorten, Joghurt, Rotwein (Chianti), bestimmten Gemüsesorten (Saubohnen), bestimmten Früchten (Bananen, Avocados), marinierten und gesalzenen Heringen, paprikahaltigen Würsten].

Wenn ambulante Therapie mit Antidepressiva erfolgreich ist:

Fortführung der medikamentösen Therapie für die Dauer von **mindestens 3 Monaten** (möglichst 6 Monaten)!

Wenn Depression phasenhaft verläuft (monopolar oder bipolar) und Phasen sich häufen (z. B. > 3 Phasen in 2 Jahren):

Medikamentöse Phasenprophylaxe!

1. **langfristige Anwendung von Lithium-Salzen** (speziell bei bipolaren Verläufen) z. B.

    Lithium-Carbonat (Quilonum retard; Hypnorex) Quilonum retard 2mal 1 Tablette, Dosierung in Abhängigkeit von der (regelmäßig – im ersten Monat wöchentlich, später mindestens vierteljährlich – zu kontrollierenden) Serum-Lithium-Konzentration: 0,6–1,2 mval/l oder

2. **langfristige Anwendung von Antidepressiva** (z. B. bei unipolaren Verläufen) z. B.

    tricyclische Antidepressiva (s. oben) oder Tranylcypromin (als Jatrosom)

Nebenwirkungen der Antidepressiva:

(vegetative Irritations-Phänomene; zumeist als harmlose »Begleitwirkungen« auftretend; bilden sich meist mit Fortführung der Therapie weitgehend zurück) z. B.

- Blutdrucksenkung oder Blutdruckanstieg,
- Mundtrockenheit oder Hypersalivation,
- Obstipation oder Diarrhoe,
- Hypothermie oder Fieber,
- Schwitzen oder Anhidrosis,
- Hitzewallungen oder Frösteln,
- Müdigkeit oder Schlafstörungen,
- Polyurie oder Miktionsstörungen,
- Übelkeit und Erbrechen,
- Palpitationen und Tachykardien,

- Stenokardische Beschwerden,
- Kopfschmerzen und Schwindelzustände.

Seltene schwerer wiegende Nebenwirkungen:
orthostatischer Kollaps,
Harnsperre,
paralytischer Ileus,
cerebrale Krampfanfälle,
Thrombosen,
delirante Dekompensationen.

Tricyclische Antidepressiva sind kontraindiziert bei Vorliegen von Glaukom, Störungen der Harnentleerung (Prostatahypertrophie).

Bei einzelnen Antidepressiva kann es zu allergischen Exanthemen kommen.

● Bei langfristiger Anwendung der Antidepressiva:
mindestens 2 Kontrolluntersuchungen pro Jahr (einschl. Laboruntersuchungen: Blutbild, Leber- und Nierenfunktionsprüfungen, EKG).

▶ **Nebenwirkungen der Lithium-Salze:**
Lithium-Prophylaxe muß besonders sorgfältig überwacht werden!
- Patient selbst und Angehörige über Lithium-Nebenwirkungen und Zeichen einer Lithium-Intoxikation aufklären.

Nebenwirkungen der ersten Behandlungswochen, die sich in vielen Fällen zurückbilden:
- feinschlägiger Tremor [Behandlungsversuch: Propranolol (Dociton) 3mal 10 mg/die bis 3mal 40 mg/die],
- Übelkeit,
- Völlegefühl, Diarrhoe,
- Appetitmangel,
- Durstgefühl,
- muskuläre Schwäche,
- Polyurie.

Nebenwirkungen nach längerer Anwendung:
- Tremor,
- Gewichtszunahme,
- euthyreote Struma,
- Polydipsie (Diabetes insipidus?),
- Störung der Nierenfunktion?

Bei diesen Nebenwirkungen:
Eventuell Übergang auf Phasen-Prophylaxe durch »Dauertherapie« mit Antidepressiva (speziell bei monopolaren Depressionen).
Wenn Verlauf Fortsetzung der Lithium-Prophylaxe notwendig macht (z. B. bei bipolaren Verläufen mit häufigen Phasen und nur kurzen Intervallen): besonders sorgfältige Überwachung des Patienten.

Hinweise auf Lithium-Intoxikation:
Erbrechen,
Durchfälle,
grobschlägiger Tremor der Hände,
Abgeschlagenheit,
Somnolenz,
dysarthrische Sprache,
Schwindelzustände.
● Bei diesen Zeichen: Lithium-Applikation unterbrechen und Bestimmung der Serum-Lithium-Konzentration
(bei Intoxikationen: > 1,6 mval/l).

Ursachen der Lithium-Intoxikation:
Überdosierungen,
natriumarme Diät,
Kombination der Lithium-Prophylaxe mit Diuretica,
Interkurrente Erkrankungen (speziell bei Störungen der Nierenfunktion und Störungen des Elektrolythaushalts),
Narkosen,
Operationen.

Bei Verdacht auf Lithium-Intoxikation: sofort absetzen und Einweisung in medizinische Klinik!

Medikamentöse Depressionstherapie (1. Antidepressiva zur Behandlung depressiver Symptomatik; 2. Lithium-Salze oder Antidepressiva zur Phasen-Prophylaxe) ist in erster Linie bei **endogenen Depressionen** indiziert.

Therapie-Versuche mit Antidepressiva aber **auch gerechtfertigt, bei nicht sicher endogenen Depressionen,** z. B.

bei länger anhaltenden psychogenen (reaktiven, neurotischen) Depressionen;

bei körperlich begründbaren Depressionen,

sofern keine gegen das Grundleiden gerichtete wirksame Therapie bekannt ist (z. B. bei Depressionen im Zusammenhang mit Altersprozessen);

sofern die Wirkung der gegen das Grundleiden gerichteten Therapie nicht oder nur sehr langsam einsetzt (antidepressive Medikation als Begleittherapie).

Bei allen Formen und Erscheinungsbildern **psychogener Depressionen:**
In erster Linie sind **psychotherapeutische Maßnahmen** indiziert (evtl. Psychiater oder Psychotherapeuten zuziehen!).

Unabhängig von der Ursache der Depression:
Jeder depressive Patient muß psychisch geführt werden! (ärztliches Gespräch, Logotherapie, Selbstbestätigungstraining usw.)

3.10. Dysphorisches Syndrom

Diagnostisch noch vieldeutiger als depressive Verstimmungen.
Mißgestimmtheit mit mürrischer Gereiztheit kann Ausdruck einer depressiven Verstimmung sein – deswegen müssen alle diagnostischen, differentialdiagnostischen und ggf. auch therapeutischen Überlegungen wie beim depressiven Syndrom angestellt werden (vgl. 3.9.)
Wenn anamnestisch die dysphorische Verstimmtheit bzw. die Neigung, bereits auf geringfügige Belastungen mit dysphorischen Verstimmungen zu reagieren, als charakteristisch für die gesamte zurückliegende Lebenszeit anzusehen ist:
abnorme (dysphorisch verstimmte, dysthyme) Persönlichkeit.
Wenn es bei **körperlich begründeten psychischen Störungen** zu Verstimmungen kommt:
dysphorische Verstimmtheit häufiger als (rein traurige) depressive Verstimmung.
▶ Deswegen bei unklaren dysphorischen Verstimmungen:
organische Abklärung!
(z. B. dysphorische Verstimmung bei Hyper- sowie Hypoglykämie, bei endokrinen Krankheiten; rezidivierende dysphorische Verstimmtheit bei Frauen in Abhängigkeit vom Menstruations-Cyclus)
Bei ätiologisch unklarer dysphorischer Verstimmtheit immer auch chronische Intoxikationen in Erwägung ziehen (Medikament-Abhängigkeiten!).
Dysphorische Verstimmtheit kann »Begleit-Syndrom« vieler anderer psychopathologischer Syndrome sein (von Wesensänderungen; Demenzen usw.; Beispiel: mißgestimmte Reizbarkeit bei wesensgeänderten Epileptikern).

3.11. Angst-Syndrom

Häufig vorkommendes psychopathologisches Phänomen
- oft »Vorlauf-Syndrom« anderer psychopathologischer Auffälligkeiten (z. B. depressiver Syndrome, paranoider Syndrome),
- oft werden wegen ganz im Vordergrund stehender Angst schwerwiegende andere psychopathologische Syndrome übersehen (z. B. delirantes Syndrom, paranoides Syndrom).

Wenn ein **Angst-Syndrom über längere Zeit** nicht von anderen psychopathologischen Auffälligkeiten abgelöst bzw. überlagert wird:

tiefenpsychologisch fundierte Anamnese erheben (evtl. an Psychotherapeuten überweisen).
Bei einzelnen, isolierten **Angst-»Anfällen«:**
Internistische Untersuchung!
Bei Patienten mit Angst-Syndrom:
Sorgfältige **Verlaufsanamnese** kann wichtigste diagnostische Grundlage sein:
Angst-Anfälle oder langanhaltende Ängstlichkeit?
Analyse der Situationen, in denen Angst manifest wird.
Weitere Bedingungsfaktoren für die Angstmanifestation? [auch toxische Einflüsse berücksichtigen; Extrembeispiel: »Horrortrip« bei Rauschmittelgebrauch (LSD)]
Auch wenn internistische Untersuchung Erklärung für Angst zu liefern scheint — immer auch psychiatrisch-psychologische Diagnostik betreiben (und umgekehrt)!
Beispiel:
1. Bei internistisch gesichertem Angina pectoris-Anfall ist eine psychologisch-psychiatrische Analyse indiziert.
2. Bei Annahme einer sog. Kardiophobie (neurotisch bedingtes Herz-Angst-Syndrom, Herzneurose) ist internistische Untersuchung unerläßlich.

■ **Symptomatische Angst-Dämpfung mit Tranquilizern:**
Domäne der Tranquilizer (»Anxiolytica«) der Benzodiazepin-Gruppe
Auch wenn diagnostische Situation noch unklar ist, ist es gerechtfertigt, Tranquilizer zur symptomatischen Angstdämpfung einzusetzen (Patient erlebt Angst-Zustand subjektiv als extremen Notfall).
1. **Behandlung von akuten Angst-»Anfällen« mit Tranquilizern:**
(z. B. Diazepam(Valium-)-Injektionen (i. v. oder i. m.) 5–10 mg (1–2 ml).
Wenn Effekt nicht ausreichend:
Injektion (notfalls mehrfach!) wiederholen
Bei massiven Angst-Zuständen:
evtl. Dosen bis zu 60 mg erforderlich
(Kontrolle des Kreislaufs!)
Wenn Angst-Zustand für den Patienten erträglich ist:
Tranquilizer in gestaffelten Dosen oral verabreichen, z. B.
Diazepam (Valium) 5–30 mg/die oder
Lorazepam (Tavor) 2,5–10 mg/die.
2. **Langfristige Anwendung von Tranquilizern:**
Wenn Angst längere Zeit anhält, dann hat die sorgfältige **diagnostische Abklärung** vor der u. U. eindrucksvoll wirksam längerfristigen Tranquilizer-Anwendung den **absoluten Vorrang!**
Bei neurotischer Angst:
Prüfung der Möglichkeiten für eine **psychotherapeutische Behandlung**

(psychoanalytische Therapie, Verhaltenstherapie, autogenes Training usw.),

medikamentöse Behandlung nur dann, wenn Psychotherapie nicht möglich oder nicht ausreichend erfolgreich ist.

Bei jeder längerfristigen Anwendung von Tranquilizern muß sich der Arzt immer wieder ins Gedächtnis rufen:

a) Auch noch so eindrucksvolle Therapie-Wirkungen (»totale« Angst-Beseitigung) stellen eine symptomatische Angst-Dämpfung dar.

b) Je längerfristig ein Tranquilizer eingesetzt wird, desto größer wird das Risiko des Mißbrauchs und der Abhängigkeit (Vorsicht bei Verschreibung über einen Monat hinaus; Vorsicht bei Wunsch nach Dosis-Steigerung).

Je länger eine Tranquilizer-Therapie fortgeführt wird, desto sorgfältiger muß die ärztliche Überwachung sein!

3.12. Phobisches Syndrom

Abgrenzung gegenüber Angst-Syndrom durch Gerichtetheit der Angst (Angst vor Situationen, Gegenständen, Tieren usw.), z. B.

Agoraphobie (Platzangst): Angst, allein das Haus zu verlassen, freie Plätze oder Straßen zu überqueren

Tierphobien: Ängste vor Würmern, Spinnen usw.

Klaustrophobie: Angst beim Aufenthalt in geschlossenen Räumen

Diagnostische, differentialdiagnostische und therapeutische Gesichtspunkte:
wie bei Angst-Syndromen (vgl. 3.11.)

Bei phobischen Ängsten:

Hohe Wahrscheinlichkeit, daß es sich um psychopathologische Auffälligkeiten im Rahmen einer Neurose handelt,

dennoch: auch phobische Syndrome können letztlich bei den verschiedensten Ursachen vorkommen (z. B. phobische Ängste im Beginn schizophrener Psychosen).

■ Überweisung zum Nervenarzt; Abklärung der Indikation zur Psychotherapie (z. B. Verhaltenstherapie)

3.13. Zwangs-Syndrom (anankastisches Syndrom)

Aus der Anamnese kann abgeleitet werden, ob es sich um
1. eine **anankastische Persönlichkeit** oder
2. eine **Zwangsneurose** handelt.

Zwangs-Syndrome können so persönlichkeits-beeinträchtigend verlaufen und wirken sich dann im sozialen Bereich so ungünstig aus, daß schließlich von
3. einer **Zwangskrankheit** gesprochen wird.

Zwischen 2. und 3. bestehen letztlich nur quantitative Unterschiede. Wenn der Patient erheblich unter seinen Zwangssymptomen leidet:
Überweisung an Nervenarzt oder
Einweisung in psychiatrische Klinik.

Beim Nervenarzt oder in der psychiatrischen Klinik muß geklärt werden, ob und welche Therapie-Verfahren in Betracht kommen. Psychotherapeutische Verfahren? Speziell: Verhaltenstherapie?

Neurochirurgische Maßnahmen (stereotaktische Operation) kommen – wenn überhaupt – nur bei extrem ausgeprägten, sehr chronisch verlaufenden und den Patienten äußerst quälenden Zwangs-Syndromen (Vorsicht: Suizidalität!) in Betracht.

Behandlungsmöglichkeiten des Allgemeinarztes bei Zwangssyndromen:
nur bei leichteren Zwangs-Syndromen; medikamentöse Therapie.

Während bei Angst-Syndromen und Phobien in erster Linie Tranquilizer als medikamentöse Akut- oder Zusatz-Therapie in Betracht kommen, reichen diese Medikamente bei Zwangs-Syndromen i. allg. nicht aus.

■ Dann Behandlungsversuch mit **Neuroleptica:**
Phenothiazinen [z. B. Periciazin (Aolept) 3mal 25 mg/die bis 3mal 50 mg/die], evtl. auch mit Haloperidol.
Bei schweren Zwangs-Syndromen: evtl. hohe Dosen von Neuroleptica.
Wenn keine ausreichende Wirkung: Anwendung von Kombinationen Neurolepticum + Antidepressivum [z. B. Periciazin (Aolept) bis 3mal 50 mg/die + Chlorimipramin (Anafranil) bis 3mal 100 mg/die]
In manchen Fällen: gute Behandlungsergebnisse auch mit rein antidepressiver Therapie

Zwangssymptome sind keineswegs immer nur auf »Zwangsneurosen« zurückzuführen oder als Verhaltensstörungen einer »anankastischen Persönlichkeit« aufzufassen,
können auch vorkommen
bei Schizophrenien,
bei Depressionen (»anankastische Depression«),
bei organischen Hirnprozessen (z. B. »postencephalitisches Zwangs-Syndrom«).

3.14. Gehemmt-apathisches Syndrom

Zustände der Gehemmtheit, der teilnahmslosen Apathie können vorkommen, ohne daß weitere psychopathologische Auffälligkeiten bestehen.
Differentialdiagnostisch äußerst vieldeutig!
Da solche Auffälligkeiten vor allem auch im Zusammenhang mit vielen internistischen Krankheiten vorkommen können (auch als unspezifische Prodromi von internistischen Krankheiten oder solchen Krankheiten nachfolgend in der Rekonvaleszenz):
sorgfältige internistische und neurologische Abklärung, einschl. Labor-Diagnostik, speziell auch im Hinblick auf endokrine Krankheiten.
Wenn diese Diagnostik keine Hinweise auf in Betracht kommende Ursachenfaktoren erbringt:
psychiatrische Differentialdiagnostik im engeren Sinne.

1. **Gehemmt-apathische Syndrome im Zusammenhang mit cerebralen Prozessen:** z. B.
   diffuse Hirnatrophie?
   generalisierte cerebrale Gefäßprozesse?
   Außer diesen generalisierten, sich vorwiegend cortical auswirkenden cerebralen Prozessen (»corticaler Antriebsmangel«) kommen auch mehr lokalisierte Hirnprozesse als Ursachen in Betracht: z. B.
   Stirnhirn-Schäden nach Hirntrauma (»frontaler Antriebsmangel«),
   Stammhirn-Prozesse wie etwa bei der Parkinsonschen Krankheit (»hirnstammbedingter Antriebsmangel«); wird – oft im Unterschied zum corticalen und frontalen Antriebsmangel – vom Patienten subjektiv als psychische Einbuße erlebt).
   Chronische Intoxikationen? (Medikamentenmißbrauch? Rauschmittelabhängigkeit?)
   Alle weitgehend irreversiblen Antriebsdefizite, die zur Ausbildung eines gehemmt-apathischen Syndroms führen, sind als besondere, im wesentlichen auf den Antriebsbereich beschränkte **Wesensänderung** aufzufassen.

2. **Gehemmt-apathische Syndrome im Zusammenhang mit endogenen Psychosen:**
   im Zusammenhang mit endogenen Depressionen (»Vorlaufsyndrom«)?
   Endogene Depressionen können unter weitgehendem Zurücktreten der Störungen der Stimmung und der Affektivität als rein apathisch-gehemmte Syndrome imponieren (phasenhafter Verlauf?).
   Eventuell Prodromi schizophrener Psychosen?
   oder Ausdruck eines schizophrenen Wesenswandels (vgl. 3.8.)?

3. Subjektiv als »Leistungsabfall« o. ä. erlebt
   – sehr oft Ausdruck **abnormer Erlebnisverarbeitung,**
   – körpernah erlebter Ausdruck **neurotischer Entwicklungen.**

Bei apathisch-gehemmten Syndromen keine Therapie vor diagnostischer Abklärung!
Vor allem: **keine** Stimulantien.
Extreme Ausprägung des gehemmt-apathischen Syndroms:
Stupor.
Da differentialdiagnostisch ambulant nicht abzuklären: Einweisung in psychiatrische Klinik.
Stuporen kommen vor
  bei katatonen Schizophrenien
    (Sonderfall: Stupor mit zentral bedingtem Fieber – »febrile Katatonie«,
    unverzüglich Einweisung in psychiatrische Klinik! Lebensgefahr!),
  bei schizoaffektiven Psychosen,
  bei schweren endogenen Depressionen.
Auch die Möglichkeit eines psychogenen Stupors in Erwägung ziehen!
Medikamentöse Behandlung eines Stupors nur unter stationären Bedingungen (z. B. mit hohen Dosen parenteral applizierter Neuroleptica; aber evtl. auch mit Antidepressiva)
  – Gefahr des (auch spontan möglichen) raptusartigen Umschlagens in Erregungszustände

Medikamentöse Behandlungsmöglichkeiten bei chronischen Zuständen apathischer Gehemmtheit im Zusammenhang mit **schizophrenen Psychosen:**
Zuerst prüfen, ob nicht womöglich die langfristige Behandlung mit Neuroleptica zur Rezidivverhütung bzw. zur Kompensation chronischer schizophrener Symptomatik (»neuroleptische Dauertherapie«) Ursache (Teilursache) des apathisch-gehemmten Syndroms sein könnte. [Krankheitsbild wird gelegentlich auch als »pharmakogene Depression« oder als »postremissives Erschöpfungssyndrom« bezeichnet; je mehr die depressive Verstimmung gegenüber der Apathie, dem Initiative- und Interessen-Verlust in den Hintergrund tritt, desto wahrscheinlicher wird es, daß es nicht nur »pharmakogen« (durch langfristige Anwendung von Neuroleptica) hervorgerufen wird, sondern auch Ausdruck des »schizophrenen Wesenswandels« (s. 3.8.) ist].
Folgerung: Dauertherapie mit Neuroleptika nicht nur hinsichtlich somatischer Nebenwirkungen (s. S. 130ff.) überwachen, vor allem auch auf psychische Befundänderungen achten!
Wenn Patient unter neuroleptischer Dauertherapie zunehmend depressiv, apathisch und interesselos wird:
  1. Vermeidung von Neuroleptica mit stark sedativ-antriebsdämpfender Wirkung, ggf. Wechsel des Präparats oder
  Umstellung der Therapie mit täglichen Gaben oraler Neuroleptica auf parenterale Gaben von Depot-Neuroleptica (i. m.-Injektionen in Abständen von 1–3 Wochen; s. S. 130ff.).

2. Falls Patient schon Depot-Neurolepticum erhält: Versuch, das Depot-Präparat zu wechseln; z. B. übergehen auf
Flupenthixol-Decanoat (Fluanxol-Depot)
im Abstand von 1–3 Wochen 20–40 mg (1–2 ml) i. m. oder
Fluspirilene (Imap)
in wöchentlichen Abständen 1–4 mg (0,5–2 ml) i. m. oder
Penfluridol (Semap)
in wöchentlichen Abständen 20–60 mg (1–3 Tabletten) **p. o.**
3. Eventuell neuroleptische Dauertherapie mit vorsichtig dosierter antidepressiver Medikation [z. B. Imipramin (Tofranil) 3mal 10 mg/die bis 3mal 25 mg/die] kombinieren.
Bei dieser Kombinationstherapie auf Exacerbation produktiver psychotischer Symptomatik achten!

3.15. Neurasthenisches Syndrom

Objektiv nicht wesentlich auffällige Patienten erleben subjektiv eine Leistungseinbuße, ermüden sehr schnell bei geringen Belastungen.
Differentialdiagnostisch äußerst vieldeutig!
Diagnostisches Vorgehen wie beim »gehemmt-apathischen Syndrom« (vgl. 3.14.)
Solange keine diagnostische Abklärung erfolgt ist: **keine** medikamentöse Behandlung (keine Stimulantien; keine sog. »Aufbauspritzen« usw.)
Alle übrigen Überlegungen zur Differentialdiagnose und zur Therapie: wie beim »gehemmt-apathischen Syndrom« (vgl. 3.14.)

3.16. Autistisches Syndrom

Wenn man den Begriff »autistisches Syndrom« von vornherein mit der diagnostischen Annahme einer Schizophrenie verknüpft, sollte man ihn nicht benutzen!
Das Sich-Zurückziehen von der Außenwelt, der oft völlige Abbruch menschlicher Kontakte, die damit einhergehende wachsende Zuwendung auf das eigene Innenleben und die zunehmende Selbstbezogenheit sind zwar durchaus charakteristisch für schizophrene Psychosen; derartige Veränderungen können sich jedoch auch bei anderen psychiatrischen Krankheiten entwickeln:
So kann einem autistischen Syndrom z. B. eine Pubertätskrise zugrunde liegen.

Auch bei körperlich begründbaren Störungen trifft man auf autistisches Verhalten.

In jüngster Zeit spielen autistische Syndrome bei jugendlichen Drogensüchtigen differentialdiagnostisch eine Rolle.

Medikamentöse Behandlungsversuche bei autistischen Syndromen sind letztlich nur dann gerechtfertigt, wenn es gesichert ist, daß es sich um ein autistisches Syndrom im Rahmen einer schizophrenen Psychose handelt.
Sonst: Ursachengerichtete Therapieversuche
(z. B. bei autistischen Rauschmittelabhängigen: strikter Entzug; **keine** die Lethargie und das autistische Verhalten angeblich überwindenden Medikamente verordnen; evtl. Gruppentherapie in einer speziell auf Behandlung jugendlicher Rauschmittelabhängiger ausgerichteten Therapie-Einrichtung).

Bei autistischen Syndromen in Zusammenhang mit schizophrenen Psychosen:
1. Neuroleptica, denen (auch im Rahmen einer langfristigen Dauertherapie) in gewissem Umfang eine aktivierende Wirkung zugeschrieben wird, z. B.
   Trifluperidol (Triperidol) 1–5 mg die/p. o. (20–100 Tropfen) oder
   Depot-Neuroleptica wie
      Flupenthixol (Fluanxol),
      Fluspirilene (Imap),
      Penfluridol (Semap)
   (s. 3.14.).
2. Vorsichtig dosierte antidepressive Therapie mit Präparaten wie z. B.
   Imipramin (Tofranil) 3mal 10 mg/die bis 3mal 50 mg/die p. o.
   Wenn sehr gute Überwachung gewährleistet ist evtl. auch Therapie-Versuch mit den Monoaminoxydase-Hemmern:
      Tranylcypromin (als Kombinationspräparat: Jatrosom) 1–2 Tabletten/die
   (vgl. auch 3.14.).

3.17. Manisches Syndrom

Vorsicht: Bei geringgradiger Ausprägung werden manische Verstimmungen **oft nicht erkannt** – können aber dennoch erhebliche Auswirkungen im sozialen Bereich haben (Familie, Beruf; Geldausgaben, Streitigkeiten usw.).
Im Unterschied zur differentialdiagnostischen Situation bei einer depressiven Verstimmung spielt bei deren Spiegelbild – der manischen Verstimmung – die psychogene Verursachung praktisch **keine** Rolle.
Diagnostische Situation oft durch die weitgehende **Krankheitsuneinsichtigkeit** manischer Patienten erschwert!

Trotzdem immer versuchen, möglichst genaue Informationen über die prämorbide Persönlichkeit (»hypomanische Persönlichkeit«, »hyperthymes Temperament«?) und den Verlauf (frühere manische oder vor allem auch depressive Phasen?) zu bekommen (Fremdanamnese!).
Akuter Beginn oder langsame Entwicklung (z. B. akutes Einsetzen einer endogen-manischen Phase; langsame Entwicklung eines »hyperthymen Endzustandes im Senium«)?
Kritiklose Hochgestimmtheit, grundloser und übertriebener Frohmut mit Unempfindlichkeit gegenüber traurigen Erlebnissen kann außer bei endogenen Manien (z. B. bei einer manischen Phase im Verlauf einer **manisch-depressiven Krankheit**) auch – insbesondere im Beginn – die Symptomatik einer **schizophrenen** oder **schizoaffektiven Psychose** prägen.
Überschießende, kritiklose, situationsunangemessene Hochstimmung (»Euphorie«) – mit oder ohne Antriebssteigerung – kann das Erscheinungsbild vieler körperlich begründeter, **symptomatischer Psychosen** beherrschen.
▶ Deswegen: **Umfassende organische Diagnostik** ebenso unerläßlich wie bei depressiven Verstimmungen!

Oft wird bei manischen Verstimmungen (besonders dann, wenn sie mit Antriebssteigerung einhergehen) die gleichzeitig bestehende übrige psychopathologische Symptomatik (beispielsweise paranoide oder paranoid-halluzinatorische Symptomatik; oder »psychoorganische Symptome« wie Desorientiertheit, Gedächtnisstörungen und Intelligenzabbau; z. B. beim beginnenden Korsakow-Syndrom) übersehen.
Aber auch wenn keine »psychoorganischen Symptome« nachweisbar sind: gründliche organische Untersuchung! – insbesondere dann, wenn es sich um eine psychiatrische **Erst**erkrankung handelt.
▶ Organische Diagnostik:
Cerebraler Prozeß?
Encephalitis?
  [z. B. luische Encephalitis (= progressive Paralyse); noch keineswegs ausgestorben.]
Hirntumor?
  (Stirnhirntumor? z. B. »Witzelsucht« bei Orbitalhirn-Tumor.)
Hirnatrophie?
  (z. B. Hirnatrophien bei Patienten im Senium oder auch bei Patienten im mittleren Lebensalter,
  – speziell wenn Stirnhirn betroffen ist,
  – Sonderform der Pickschen Atrophie (allerdings extrem selten)
Endokrine Krankheit?
Hyperthyreose?
Hypophysenprozeß?
  (z. B. gleichgültige, antriebsarme, kritiklose Euphorie bei Akromegalie.)

Chronische Intoxikation?
Alkohol?
(z. B. Beginn eines Alkohol-Delirs),
andere Rauschmittel?
Medikamente?
(z. B. langfristige Anwendung von Corticosteroiden; »Appetitzügler«)
■ Manische Syndrome können medikamentös gut mit **Neuroleptica** gedämpft werden, z. B.
Haloperidol p. o. oder parenteral.
Dosierung der Intensität des Krankheitsbildes und dem Zustand nach Einleitung der Therapie anpassen [z. B. bei chronisch-manischen Verstimmungen im höheren Lebensalter genügen oft sehr niedrige Dosen – etwa 3mal 3 Tropfen (= 0,9 mg); bei erregten endogenen Manien werden in schweren Fällen durchaus 30–60 mg/die benötigt – etwa 6 × 5 mg i. v. (= 6 Ampullen/die); s. 3.18. – Behandlung von Erregungszuständen].
Wenn es notwendig ist, kann auch ein Neurolepticum verabfolgt werden, das stärker sedativ-hypnotisch wirkt, z. B.
Lävomepromazin (Neurocil) (s. 3.18.).
Bei gesicherter endogener Manie (manische Phase im Rahmen einer Cyclothymie):
»kurmäßige« Behandlung mit einem Neurolepticum.
Dosierung in Abhängigkeit vom psychopathologischen Erscheinungsbild, z. B.
Haloperidol 3mal 40 Tropfen oder
Perazin (Taxilan) 3mal 100 mg p. o.
(Unter Berücksichtigung der Symptomatik kann jeweils auch niedriger oder höher dosiert werden.)
Therapie-Verlauf beobachten
– bei »Umkippen« in Depression Neurolepticum reduzieren oder absetzen.
Wenn es sich um eine Manie im Rahmen einer Cyclothymie (bipolarer Verlauf), einer periodischen Manie oder auch einer schizoaffektiven Psychose handelt und sich die Phasen häufen (z. B. > 3 Phasen in 2 Jahren):
■ **Medikamentöse Phasenprophylaxe mit Lithium-Präparat** (s. S. 106ff. und 131).

3.18. Erregungszustand (Notfall!!!)

Psychomotorische Erregungszustände sind immer als Notfall-Situation zu betrachten. Oft gebietet die aktuelle Situation unverzügliches Handeln – ohne daß überhaupt eine Untersuchung möglich ist, ohne daß man sich über die Entwicklung des Erregungszustands näher informieren kann!

Selbst wenn es dem Arzt gelingt, zu Beginn noch Kontakt zu dem erregten Patienten zu bekommen – jeder Erregungszustand kann unvermittelt an Intensität so zunehmen, daß daraus Gefahren für den Patienten selbst und seine Umwelt erwachsen. Ein Erregungszustand, der sich eben noch lediglich in lautem Reden, Schimpfen, Schreien, Randalieren, psychomotorischer Unruhe und Umtriebigkeit äußert, kann innerhalb von Sekunden in ungezügeltes aggressives Verhalten (»Tobsucht«) mit Umsichschlagen, Fremdgefährdung, Selbstbeschädigungstendenzen, Suizidalität übergehen.
Dauer ohne Behandlung:
 u. U. nur einige Minuten, aber auch bis zu Stunden und Tagen.
Therapeutisches Handeln notwendig, auch wenn Ursache des Erregungszustandes noch völlig unklar ist.
Bei allen Erregungszuständen sicher, ruhig und bestimmt auftreten – gleichzeitig aber so umsichtig und vorsichtig handeln, daß der Patient nicht noch durch die Situation (z. B. durch die Anwesenheit zu zahlreicher, letztlich jedoch nur neugieriger oder ungeschickter »Hilfspersonen«) in steigende Erregtheit gerät.
Auch in der bedrohlichsten Situation sollte man zu vermeiden suchen, daß der erregte Patient den Eindruck bekommt, seine Argumente würden nicht gehört, oder das Ziel des herbeigerufenen Arztes sei es lediglich, an seiner Überwältigung mitzuwirken.
Auch bei schwerst-erregten Patienten (selbst wenn es noch so sinnlos scheint): **direkte Ansprache des Patienten – nicht in seiner Gegenwart nur über ihn und die geplanten Maßnahmen sprechen.** (»Einsatzbefehle« unbedingt vermeiden!)
Je ruhiger der Arzt ist – je schneller alles abläuft –, desto wirksamer sind erregungsdämpfende Medikamente!
- Bei **völlig unklarer Situation,** wenn nicht sicher zu beurteilen ist, ob beim Patienten Bewußtseinsstörungen vorliegen, oder ob eine Intoxikation vorliegt:
  Vermeidung von Hypnotica und hypnotisch wirkenden Medikamenten (d. h. Vermeidung auch von hypnotisch wirkenden Neuroleptica wie z. B. Lävomepromazin),
  [**Barbiturate** oder andere Hypnotika sind für die Behandlung von Erregungszuständen **überflüssig!**
  Scopolamin (auch in Form des früher beliebten »S. E. E.«) ist obsolet!!]
Im **Notfall-Koffer** muß vorhanden sein:
  Haloperidol (Ampullen 5 mg/1 ml zur i. v.- oder i. m.-Applikation) und
  Diazepam (Valium)
  [Ampullen 10 mg/2 ml zur i. m.- (oder i. v.-) Applikation; wenn i. v.-Applikation – sehr langsam wegen Gefahr der Atemdepression. Daher: Bei akuten Erregungszuständen ist letztlich die i. m.-Applikation vorzuziehen. Besonders wirksam bei angsthaften Erregungen – z. B. beim »Horrortrip«]

Wenn der Verdacht besteht, daß es sich um einen Erregungszustand im Zusammenhang mit einer Alkohol- oder Schlafmittel-Intoxikation handelt, sollte man sich zur Vorsicht auf die Anwendung von **Haloperidol** beschränken.
Wenn Erregungsdämpfung nach Injektion einer Ampulle Haloperidol (5 mg) oder Diazepam (10 mg) unzureichend ist:
   Wiederholung der Injektion in Abständen von 20–30 min (evtl. mit verdoppelter Dosis) bis Effekt eintritt.
   Kombination von Haloperidol und Diazepam möglich.
   [z. B. wenn nach erster Injektion von 5 mg Haloperidol i. m. überhaupt keine Wirkung zu registrieren ist: nach 20–30 min 1 Ampulle (5 mg) Haloperidol i. v. und gleichzeitig 1 Ampulle (10 mg) Diazepam i. m.]
Wenn es gelingt, wenigstens Grundinformationen über die Entstehung und Entwicklung des Erregungszustands zu bekommen (unter Einbeziehung fremdanamnestischer Angaben):
▶ Wichtigste Fragen:
   Hinweise auf Bewußtseins-Störungen, Dämmerzustand, Rausch?
   Hinweise auf Intoxikation?
      Alkohol? Rauschmittel? Schlafmittel?)
Ist weder mit Bewußtseinsstörungen noch mit einer Intoxikation zu rechnen, so besteht eine weitere Behandlungsmöglichkeit, die dann sogar der Erregungsdämpfung mit Haloperidol bzw. Diazepam überlegen sein kann (z. B. bei katatonen Erregungszuständen im Zusammenhang mit einer Schizophrenie; bei Manien; bei schwer agitierten Depressionen):
■ **stark dämpfend wirkende tricyclische Neuroleptica** z. B.
   Lävomepromazin (Neurocil) 50–100 mg Injektion i. m. (bei älteren Patienten: 25–50 mg Injektion i. m.), bei Bedarf in Abständen von 20–30 min 1–3mal wiederholen.
Deswegen:
   Im **Notfall-Koffer** sollte als drittes Notfall-Medikament für die Behandlung von Erregungszuständen auch vorhanden sein:
   Lävomepromazin (Neurocil) (Ampullen 25 mg/1 ml zur i. m.-Applikation).
Lävomepromazin und Haloperidol können kombiniert werden!
Wenn Erregung abklingt:
   Situation unverzüglich für weiterführende Diagnostik ausnützen und entscheiden, ob Patient in eine psychiatrische Klinik eingewiesen werden muß (notfalls: gegen seinen Willen – zur Vermeidung weiterer Umwelt- bzw. Selbstgefährdung – im Zusammenwirken mit der Polizei nach Erwirken eines vorläufigen Unterbringungs- bzw. Verwahrungsbeschlusses).
Differentialdiagnostische Überlegungen:
Oft ist es nur eine unterschiedliche Akzentsetzung durch den Untersucher, ob ein Zustandsbild als manisches Syndrom (z. B. als gereiztes, streitsüchtiges,

erregtes oder schließlich tobsüchtiges manisches Syndrom – s. 3.17.) oder als Erregungszustand bezeichnet wird.
Alle für das manische Syndrom aufgezeigten differentialdiagnostischen Überlegungen treffen daher auch für die Ursachenanalyse von Erregungszuständen zu – die in Betracht kommenden Ursachen und Bedingungskonstellationen von Erregungszuständen sind nur noch vielfältiger!
Die differentialdiagnostische Zuordnung eines Erregungszustandes ist um so leichter, je mehr Informationen über die Vorgeschichte vorliegen, und je besser es gelingt, Aufschluß über weitere psychopathologische Symptome (»Kontext-Symptome«) zu bekommen.
Erregungszustand im Zusammenhang mit Bewußtseinsstörungen? (s. 3.1.)
Erregungszustand im Zusammenhang mit einem Rausch? (s. 3.2.)
Erregungszustand im Zusammenhang mit einem Dämmerzustand? (s. 3.3.)
Erregungszustand im Zusammenhang mit einem Verwirrtheitszustand
– speziell im Zusammenhang mit Orientierungsstörungen? (s. 3.4.)
Erregungszustand im Rahmen eines deliranten Syndroms? (s. 3.5.)
Erregungszustand im Zusammenhang mit einer organischen Wesensänderung? (z. B. beim Epileptiker), (s. 3.8.)
Auch wenn keine »psychoorganischen Kontext-Symptome« nachzuweisen sind, kann es sich um einen Erregungszustand **im Zusammenhang mit einer körperlich begründbaren psychischen Störung** handeln!
Cerebraler Prozeß?
Allgemeinkrankheit?
(z. B. Infektionskrankheit, Stoffwechselkrankheit, endokrine Störung wie z. B. Hyperthyreose)
Akute oder chronische Intoxikation?
(z. B. Alkoholismus, Medikamentenmißbrauch, akuter oder chronischer Weckamin-Mißbrauch).
Hinweise darauf, daß es sich um einen Erregungszustand **im Zusammenhang mit einer endogenen Psychose** handeln könnte, sind am ehesten aus anamnestischen Angaben (Fremdanamnese!) zu entnehmen:
Schizophrenie (spezielle katatone Schizophrenie)?
Manie bzw. Cyclothymie?
Agitierte Depression?
Schließlich muß immer auch an **psychogene Erregungszustände** gedacht werden:
Primitivreaktionen mit Schreien, Toben, Wutanfällen; insbesondere bei Schwachsinnigen
(auch bei nur geringgradiger Intelligenzminderung),
sog. »hysterischer Bewegungssturm«
(bei Schreck, Panik; mit finalen, zweckgerichteten Tendenzen.)
Erregungszustände bei erregbaren, explosiblen Persönlichkeiten
(z. B. bei nichtigen Anlässen plötzliche, kurzschlüssige Jährzornausbrü-

che bei Menschen, die immer schon durch mangelhafte Affektbeherrschung ausgezeichnet waren.)
Bevor man sich bei einem Erregungszustand diagnostisch mit der Annahme einer »charakterogenen Erlebnisreaktion« bei einem »explosiblen Psychopathen« zufriedengibt:
Überprüfung, ob es sich nicht um eine »Pseudo-Psychopathie« (z. B. aufgrund einer auf einen frühkindlichen Hirnschaden zurückgehenden Encephalopathie) handeln könnte.
Bei den Bemühungen um möglichst schnelle Ursachenaufklärung von Erregungszuständen nicht so sehr die Suche nach **der** Ursache in den Mittelpunkt stellen.
Ziel muß die Aufhellung der **multifaktoriellen Syndromgenese** sein – unter besonderer Berücksichtigung auch der situativen Komponenten. Erregungszustände bei körperlich begründeten oder endogenen Psychosen können durchaus noch zusätzlich psychogen überlagert sein!
Hat man Hinweise auf die Ursache(n) eines Erregungszustandes, kann man therapeutisch differenzierter vorgehen als nach dem oben angegebenen »Notfall-Schema«. So kann man z. B. bei psychomotorischer Erregtheit von depressiven Patienten schließlich sogar
■ **Antidepressiva vom Amitriptylin-Typ** (s. 3.9.) einsetzen (z. B. Amitriptylin oder Doxepin – 50–100 mg i. m. injizieren; evtl. mehrfach wiederholen).
Schematische Übersicht über differenziertes therapeutisches Vorgehen bei Erregungszuständen, sofern deren Genese ausreichend gesichert ist (in Anlehnung an Benkert u. Hippius, 1979):

Grundkrankheit	**Behandlungsprinzip**
1. Schizophrenie	Lävomepromazin Haloperidol
2. Manie	Lävomepromazin Haloperidol
3. Agitierte Depression	Antidepressiva vom Amitriptylin-Typ Lävomepromazin
4. Psychogene (ängstliche) Erregungen	Diazepam
5. Symptomatische Psychosen bei körperlichen Allgemeinkrankheiten bzw. bei akuten Hirnkrankheiten	Haloperidol + internistische Therapie
6. Erregungen bei geriatrischen Patienten	Haloperidol + evtl. kardiale Therapie

Grundkrankheit	Behandlungsprinzip
7. Erregungen bei chronischen Hirnprozessen (hirnorganische Psychosyndrome, z. B. bei cerebralen Gefäßprozessen, bei Hirnatrophien)	Haloperidol
8. Alkoholrausch	Haloperidol (Cave: dämpfende Pharmaka)
9. Akute Intoxikation bzw. Rausch nach psychotropen Pharmaka (z. B. Barbiturate, aber auch Rauschdrogen usw.)	Haloperidol (Cave: dämpfende Pharmaka)
10. »Horror-Trip«	Diazepam i. v.

Bei der parenteralen Anwendung von Haloperidol bei Erregungszuständen eine mögliche **akute Nebenwirkung der Neuroleptica** beachten:
hyperkinetisch-dystone Bewegungsstörungen
(speziell in der Kopf- und Nackenmuskulatur; z. B. sog. »Zungen-Schlund-Syndrom«),
bei Auftreten:
Biperiden (Akineton) – Injektion i. v. 1 Ampulle (= 5 mg); notfalls wiederholen.
Keine prophylaktische Anwendung von Biperiden
(Antiparkinsonmittel wie Biperiden sind zentral wirkende Anticholinergica – haben deswegen gewisse deliriogene Potenz – Anwendung daher nur, wenn hyperkinetisch-dystone Nebenwirkungen des Haloperidols tatsächlich auftreten.)

3.19. Depersonalisations-Syndrom

Entfremdungsgefühle, die das eigene Ich betreffen (**Depersonalisation** im engeren Sinne: Gefühl, sich selbst fern, nicht richtig »da« zu sein, sich irgendwie unwirklich und unvertraut zu fühlen, sich selbst nur als Schemen, als entfremdet zu erleben), und Entfremdungsgefühle gegenüber der menschlichen und dinglichen Umwelt (**Derealisation**) sind eigentümliche Störungen des Ich-Erlebens, die zu oft und voreilig als psychotische Symptome interpretiert werden. Sie sind jedoch viel häufiger **psychogener Natur** – vor allem dann, wenn sie für sich allein vorkommen (»reines« Depersonalisations-Syndrom).

▶ **Mögliche Ursachen:**
Bei »Gesunden«
- bei akuter Übermüdung,
- bei langfristigen Überanstregungen, Erschöpfungszuständen.

In der Adolescenz
- bei asthenischen Jugendlichen,
- in psychischen Belastungssituationen.

Bei allen psychogenen Störungen
- sowohl im Zusammenhang mit abnormen Erlebnisreaktionen als auch vor allem bei vielen Neurosen (z. B. bei neurotischen Depressionen, Angstneurosen, Phobien, Zwangsneurosen),
- bei psychischen Belastungen verschiedenster Art, gelegentlich z. B. auch unter einer Psychotherapie an Intensität zunehmend.

Bei endogenen Depressionen
- im Zusammenhang mit Störungen der »Vitalgefühle« (s. S. 104),
- fließende Übergänge zum Erleben des »Gefühls der Gefühllosigkeit«.

Bei Schizophrenien
- oft als unbestimmte Vorläufer- oder Initial-Symptome,
- fließende Übergänge zu den für Schizophrenien charakteristischen Störungen des Ich-Erlebens, die zusätzlich den Erlebens-Charakter des Gemachten haben.

Nach toxischen Einflüssen
- insbesondere nach Halluzinogenen,
- aber auch nach Schlafmitteln

oder anderen zentral wirksamen Pharmaka.

Bei allen körperlich begründbaren Psychosen
- insbesondere bei toxischen Psychosen (z. B. durch Halluzinogene, Weckamine).

■ **Behandlungsversuche** müssen die Genese berücksichtigen
(z. B. Psychotherapie bei allen neurotisch bedingten Depersonalisations-Syndromen; bei Adoleszenzkrisen oft spontan verschwindend).

Medikamentöse Behandlungsversuche nur bei Depersonalisations-Syndromen im Zusammenhang mit endogenen Depressionen bzw. Schizophrenien, nicht bei neurotischen Depersonalisations-Syndromen, die sich u. U. noch verschlechtern können.

3.20. Hypochondrisches Syndrom

Schwierige diagnostische Situation: Hypochondrisches Syndrom darf erst dann angenommen werden, wenn durch sorgfältige und umfassende organische Diagnostik ausgeschlossen werden kann, daß die geklagten Beschwerden eine organisch faßbare Ursache haben.

Hypochondrische Patienten lassen sich auch durch noch so zahlreiche normale Befunde aus der Organ-Diagnostik nicht davon überzeugen, daß sie nicht »krank« sind; die Intensität der Organ-Diagnostik kann vielmehr – auch wenn sie immer nur »Normal-Befunde« erbringt – durchaus noch zur Verfestigung hypochondrischer Überzeugtheit beitragen.

Hypochondrische Befürchtungen können bei allen psychiatrischen Krankheiten vorkommen
- diagnostische und differentialdiagnostische Überlegungen wie beim depressiven Syndrom (s. 3.9.).

Alle Intensitätsabstufungen hypochondrischer Besorgtheit (bis hin zum unkorrigierbaren hypochondrischen Wahn) können mit depressiver Verstimmung einhergehen; die depressive Verstimmung kann jedoch auch – trotz unbeirrbarer hypochondrischer Überzeugtheit, körperlich krank zu sein – weitgehend zurücktreten.

Mögliche Ursachen:

Hypochondrische Besorgtheit als Persönlichkeitsmerkmal
  (»hypochondrische Persönlichkeit«)
Bei Jugendlichen als abnorme Reaktion
  (insbesondere bei empfindsamen, leicht beeindruckbaren, ängstlichen Grundpersönlichkeiten)
Hypochondrische Besorgtheit als Hauptsymptom einer neurotischen Entwicklung
  (oft als »Krankheitsphobien« bezeichnet – z. B. Carcinophobie, Luophobie usw.),
  besonders bei älteren Menschen in Leistungskrisen, nach Unfällen oder Krankheiten, aber auch bei speziellen Bevölkerungsgruppen wie z. B. bei Gastarbeitern
  - breite und fließende Übergänge zu psychosomatischen Krankheiten (s. 3.28.)
Hypochondrische Denkinhalte bis hin zum hypochondrischen Wahn als Leitsymptomatik einer endogenen Depression
  Wenn körperliche Beschwerden bei einer endogenen Depression im Vordergrund stehen und demgegenüber die hypochondrische Besorgtheit sogar mehr oder minder weitgehend zurücktritt:
  sog. **larvierte Depression** (s. auch 3.28.)
  Vor allem im höheren Lebensalter kann bei endogen-depressiven Patienten hypochondrische Symptomatik ganz in den Vordergrund treten

(bei sog. Involutionsdepressionen; bei depressiven Phasen im höheren Lebensalter).

Hypochondrische Syndrome bei schizophrenen Psychosen
Sonderform: »coenästhetische Schizophrenie«
- wird diagnostisch oft nicht erkannt
  [wenn Patienten mit coenästhetischer Schizophrenie über die von ihnen erlebten Störungen der körperlichen Befindlichkeit nicht besorgt klagen, können sie entweder als »Depersonalisations-Syndrom« oder als »psychopathologisch unauffällig« (vgl. 3.28.) imponieren].

Bei coenästhetischen Schizophrenien berichten die Patienten über mannigfaltige körperliche Störungen meist bizarren Charakters und auch wechselnder Lokalisation.

Hypochondrische Syndrome bei körperlichen Grundkrankheiten
- besonders im höheren Lebensalter,
  (z. B. bei generalisierten cerebralen Gefäßprozessen, bei Hirnatrophien).

■ **Behandlung** muß in erster Linie die Entstehungsweise des hypochondrischen Syndroms berücksichtigen.

Therapeutische Beeinflußbarkeit oft ungenügend.

Bei psychogenen hypochondrischen Syndromen bleibt Psychotherapie oft auf Bemühen um Ablenkung beschränkt.

Medikamentöse Therapie-Versuche
mit Antidepressiva und/oder Neuroleptica noch am aussichtsreichsten, wenn es sich um hypochondrische Syndrome bei endogenen Depressionen handelt.

Relativ gute Erfolge bei larvierten Depressionen
- um so günstiger, je weniger ausgeprägt die hypochondrische Symptomatik ist,
- d. h. vergleichsweise die besten Erfolge mit antidepressiver Therapie werden bei »reinen« larvierten (nicht-hypochondrischen) Depressionen erzielt.

3.21. Syndrom der Wahnstimmung

Eine Wahnstimmung liegt vor, wenn Entfremdungsgefühle (s. 3.19.) mit unbestimmter Bedrohlichkeit erlebt werden und der Patient im Zusammenhang damit zunehmend mehr in einen Zustand emotionaler Gespanntheit gerät.

In der Wahnstimmung erlebt der Patient das gesamte Umfeld oder auch nur (oft völlig nebensächliche) Einzelelemente des Wahrnehmungsfeldes als unheimlich und bedrohlich.

Wahnstimmung kann im Rahmen **abnormer Reaktionen** auftreten. Sehr viel häufiger ist eine Wahnstimmung jedoch ein Frühsymptom **schizophrener Psychosen**; auch **körperlich begründbare** (z. B. toxische) **Psychosen** können mit einer Wahnstimmung beginnen.

Bei Patienten mit Wahnstimmung:

> Wichtigste Aufgabe ist die **differentialdiagnostische Abklärung**; bei Patienten mit einer Wahnstimmung sollte nicht voreilig die Diagnose einer Schizophrenie gestellt werden.
>
> Deswegen: Nach Feststellung einer Wahnstimmung nicht sofort mit hochdosierter neuroleptischer Therapie beginnen; Behandlung evtl. anfangs auf angstdämpfende Medikamente (Tranquilizer) beschränken.
>
> Sorgfältige anamnestische Erhebungen: Frühere psychische Auffälligkeiten?
>
> **Beobachtung des weiteren Verlaufs** ist unbedingt notwendig (evtl. Entscheidung, ob Patient in eine psychiatrische Klinik eingewiesen werden muß).

Entwickelt sich die Wahn-Symptomatik über die Wahnstimmung hinaus (z. B. Wahnwahrnehmungen – s. 3.22.; akustische Halluzinationen – s. 3.23.), und hat die übrige Diagnostik keinen Hinweis auf das Vorliegen einer körperlich begründbaren Psychose erbracht:

neuroleptische Therapie (s. 3.22.).

3.22. Paranoides Syndrom

Ebenso wie alle anderen psychopathologischen Syndrome sind auch paranoide Syndrome **nosologisch unspezifisch.**

Aus dem Vorliegen paranoider Symptomatik darf nicht ohne weiteres auf eine schizophrene Psychose geschlossen werden!

So eindrucksvoll für den Untersucher die **Wahn-Inhalte** (Wahn-Themen wie z. B. Beziehungs-, Beeinträchtigungs- und Verfolgungswahn; Querulantenwahn; Liebeswahn; Eifersuchtswahn; Abstammungswahn; religiöser Wahn usw.) sind – letztlich sind für die differentialdiagnostische Zuordnung wichtiger:

– formale Wahnkriterien,
– die übrige psychopathologische Symptomatik (»psychopathologische Kontext-Symptome«),
– der Verlauf (sowohl hinsichtlich der derzeitigen Störung als auch hinsichtlich aller früheren psychischen Auffälligkeiten),
– die Bedingungskonstellationen, die z. Z. der Wahnentstehung wirksam waren.

Als **formale Wahnkriterien** haben
Wahnwahrnehmungen (mit unverrückbarer subjektiver Gewißheit einhergehende wahnhafte Falschdeutungen von real durchaus richtig Wahrgenommenem) und
Wahndenken (Wahneinfälle; Wahngedanken, die womöglich zu einem in sich schlüssigen Wahnsystem verknüpft worden sind) diagnostisch größere Bedeutung als die **Wahnstimmung** (s. 3.21.).
Aus einer Wahnstimmung heraus können sich Wahrnehmungen und weitere Symptome eines paranoiden Syndroms entwickeln; paranoide Syndrome können sich aber auch entwickeln, ohne daß Wahnstimmung besteht oder je bestanden hat (z. B. bei systematisiertem Wahn).
Als **psychopathologische Kontext-Symptome,** die für die diagnostische Annahme einer schizophrenen Psychose sprechen, sind unverändert die **»Symptome 1. Ranges«** nach K. Schneider (1959) anzusehen:
Hören von Stimmen in Rede und Gegenrede,
Hören von Stimmen, die das eigene Handeln mit Bemerkungen begleiten,
Hören von Stimmen, die Befehle erteilen
(zum Stimmenhören: s. auch 3.23. – paranoid-halluzinatorisches Syndrom),
Gedankenlautwerden,
Gedankeneingebung, Gedankenentzug, Gedankenausbreitung und andere
    Gedankenbeeinflussungserlebnisse,
leibliche Beeinflussungserlebnisse,
Erleben, daß auf den Gebieten des Fühlens, Strebens (der Triebe) und des
    Willens etwas (von anderen) gemacht und beeinflußt wird (Erlebnis des
    »Gemachten«; Erlebnis der Willensbeeinflussung).
Wenn solche Symptome im Rahmen eines paranoiden Syndroms nachzuweisen sind, kommt – **sofern kein Anhalt für eine körperliche Grundkrankheit** zu gewinnen ist – diagnostisch in erster Linie eine **schizophrene oder schizoaffektive Psychose** in Betracht.
Differentialdiagnostische Abgrenzung zwischen **endogenen** (schizophrenen und schizoaffektiven) und **körperlich begründbaren paranoiden Psychosen** letztlich nur durch gründliche organische Diagnostik möglich!
Die organische Diagnostik muß dann besonders sorgfältig sein, wenn im Zusammenhang mit dem paranoiden Syndrom auch **psychoorganische Symptome** (z. B. fragliche Bewußtseinsstörungen – s. 3.1.; Desorientiertheit – s. 3.4.; beginnender dementieller Abbau oder Gedächtnisstörungen – s. 3.6. und 3.7. – oder auch Symptome wie eine deutliche Affektlabilität) nachzuweisen sind.
Jeder organische Befund muß auf seine mögliche Relevanz für die Entstehung einer paranoiden Psychose überprüft werden: z. B.
Anämie mit Vitamin-B_{12}-Resorptionsstörung
    – paranoide »Perniciosa-Psychose«?
Hyper- oder Hypothyreose
    – symptomatische paranoide Psychose bei Endokrinopathie?

(Sowohl bei Über- als auch bei Unterfunktion der Schilddrüse möglich!)
EEG-Befund mit Krampfpotentialen
- paranoide Psychose bei Epilepsie?
(In Einzelfällen können sich epileptische Psychosen unter erfolgreicher medikamentöser Therapie mit Antikonvulsiva dann manifestieren, wenn das EEG normal wird – »forcierte Normalisierung«!)
langfristige medikamentöse Behandlungen oder auch Medikamentenmißbrauch
- »pharmakogene« (toxische) Psychose?
chronischer Alkoholmißbrauch
- Alkoholpsychose (z. B. Eifersuchtswahn)?
Bei paranoiden Syndromen aber nicht nur organische Diagnostik
- auch sorgfältige Analyse der Lebenssituation, der Grundpersönlichkeit, der »Auslöse-Situation« notwendig!

Psychogene Faktoren können für die Syndromgenese paranoider Syndrome durchaus eine Rolle spielen!
Paranoide Reaktionen (kurze Dauer, stark situationsgebunden
- z. B. paranoide Syndrome in sprachfremder Umgebung).
Paranoide Entwicklungen (chronische Entwicklungen; persönlichkeitsgebundene Faktoren maßgeblich
- z. B. sensitiver Beziehungswahn bei sensitiven Persönlichkeiten; aber auch paranoide Syndrome bei Schwerhörigen; paranoide Syndrome bei Schwachsinnigen).
Wenn einerseits psychogene Faktoren und andererseits organische Faktoren als wesentliche Bedingungskonstellationen für das paranoide Syndrom ausgeschlossen werden können:
Diagnose einer endogenen Psychose und Einleitung einer »antipsychotischen« Behandlung. Wegen prognostischer und therapeutischer Aspekte:
Unterscheidung schizophrener und schizoaffektiver Psychosen!
Unterscheidungsmöglichkeiten vor allem im Hinblick auf den **Verlauf:**
»Phasischer Verlauf« [d. h. völlige psychische Gesundung nach Abklingen der psychotischen – z. B. paranoiden, paranoid-halizinatorischen, aber auch »katatonen« – Symptomatik; keine psychopathologischen Residualsymptome im Sinne einer Wesensänderung (eines »schizophrenen Wesenswandels«) im Intervall – vgl. 3.8.] spricht für schizoaffektive Psychose.
Unterscheidungsmöglichkeiten aber auch im Hinblick auf die psychopathologische **Querschnitts-Symptomatik:**
Bei schizoaffektiven Psychosen tritt paranoide, paranoid-halluzinatorische oder katatone Symptomatik in Verbindung mit affektiven Syndromen auf (z. B. mit einem depressiven oder manischen Syndrom). (Paranoide Beziehungssetzungen können sich auch aus der Verstimmtheit – z. B. aus der das gesamte Krankheitsbild sonst beherrschenden depressi-

ven Verstimmung bei Depressionen im höheren Lebensalter – heraus entwickeln; dann sollte die klinische Diagnose einer Involutionsdepression gestellt werden – keine Schizophrenie; keine schizoaffektive Psychose.)

■ **Grundregeln für die Anwendung von Neuroleptika**
Hauptindikationsgebiet der Neuroleptica sind – neben der Anwendung bei manischen Syndromen und Erregungszuständen (s. 3.17. und 3.18.) – endogene schizophrene und schizoaffektive Psychosen. Die Neuroleptica werden als »antipsychotisch« wirksam bezeichnet, weil sie wirken auf
1. psychomotorische Erregtheit (einschl. katatoner Erregungen),
2. Wahnsymptomatik und psychotische Trugwahrnehmungen (paranoide und paranoid-halluzinatorische Symptomatik),
3. formale schizophrene Denkstörungen und schizophrene Ich-Störungen,
4. psychotische affektive Gespanntheit,
5. hebephrene Symptomatik,
6. in gewissem Umfang auch auf psychotische Residualsymptomatik (»schizophrener Wesenswandel«).

Neuroleptica-Gruppen:
1. **Tricyclische Neuroleptica**
(Phenothiazin-Derivate, Thioxanthen-Derivate und strukturverwandte Verbindungen)
2. **Butyrophenon-Derivate** und strukturverwandte Verbindungen

Da mehr als 30 verschiedene Pharmaka (und entsprechend noch mehr Präparate) im Handel sind, sollte sich der einzelne Arzt auf die Anwendung einiger weniger Neuroleptica beschränken.

Eigene Erfahrungen mit etwa 6 Neuroleptica sind eine bessere Basis für eine erfolgreiche Therapie als die oberflächliche Kenntnis sehr vieler Präparate!

Behandlung akuter schizophrener Symptomatik (»Schub-Behandlung«):
Individuelle Ansprechbarkeit auf Neuroleptica variiert sehr stark (z. T. > Zehnerpotenz!)
– deswegen: Dosierung dem Zustandsbild und dem Therapie-Verlauf anpassen!

Neuroleptica mit »mittlerer« antipsychotischer Potenz und »mittlerer« sedativdämpfender Wirkung, z. B.
Thioridazin (Melleril) 100–800 mg/die p. o. oder
Chlorprothixen (Truxal, Taractan) 75–450 mg/die p. o.

Neuroleptica mit »starker« antipsychotischer Potenz und geringer sedativdämpfender Wirkung, z. B.
Fluphenazin (Lyogen, Dapotum) 1–10 mg/die p. o. oder
Perphenazin (Decentan) 4–30 mg/die p. o. oder
Flupenthixol (Fluanxol) 3–24 mg/die p. o. oder
Haloperidol 3–50 mg/die p. o.

Zwischen diesen beiden Gruppen liegen Präparate wie etwa
Perazin (Taxilan) 100–600 mg/die p. o.
Wenn starke Dämpfung erwünscht ist .
Lävomepromazin (Neurocil) 50–300 mg/die p. o.
(s. Behandlung von Erregungszuständen – 3.18.)
Dauer der Schub-Behandlung mindestens 6 Wochen; wenn Symptomfreiheit bzw. wesentliche Besserung erzielt worden ist, sollte die Behandlung mit evtl. reduzierter Dosierung bis zu einer Gesamtdauer von mindestens 3 Monaten fortgesetzt werden.
Übergang von zeitlich begrenzter (6 Wochen bis 6 Monate dauernder) Schub-Behandlung zu **langfristiger neuroleptischer Dauertherapie:**
– wenn nach Dosis-Reduktion bzw. Beendigung der Schub-Behandlung psychotische Symptomatik rezidiviert,
– wenn nach mehreren Schüben psychotische Restsymptome zurückbleiben,
– wenn sich schubförmige Rezidive häufen,
– wenn psychotische Symptomatik von vornherein chronisch verläuft.
»Erhaltungsdosis« kann i. allg. niedriger als die zur Schub-Behandlung verordnete »Kur-Dosis« liegen.
Für die Dauertherapie ist evtl. auch Übergang von einem stark potenten Neurolepticum auf ein schwächer potentes Neurolepticum möglich.
Wenn neuroleptische Dauertherapie notwendig ist, sollte auch in Erwägung gezogen werden, ein **Depot-Neurolepticum** zu verordnen, z. B.
Fluphenazin – Decanoat (Dapotum D, Lyogen-Depot) 25–50 mg (1–2 Ampullen) i. m. alle 2–4 Wochen oder
Perphenazin – Oenanthat (Decentan-Depot) 100 mg (= 1 Ampulle) i. m. alle 2 Wochen oder
Fluspirilene (Imap) 1–6 mg i. m. jede Woche oder
Penfluridol (Semap) 20–60 mg (1–3 Tabletten) **p. o.** jede Woche.
Zur Rezidiv-Verhütung bei schizoaffektiven Psychosen ist außer einer neuroleptischen Dauertherapie auch eine Lithium-Prophylaxe in Erwägung zu ziehen (s. 3.9.).
Nebenwirkungen der Neuroleptica:
Neuroleptica aus der Butyrophenon-Gruppe:
in erster Linie extrapyramidalmotorische Nebenwirkungen und gelegentlich »pharmakogene« Depressionen (s. u.)
Tricyclische Neuroleptica:
außer diesen extrapyramidalmotorischen und psychischen Nebenwirkungen weitere (z. B. vegetative u. a.) Nebenwirkungen (s. u.)
Extrapyramidalmotorische Nebenwirkungen:
1. Frühdyskinesien
  (Hyperkinetisch-dystone Symptome im Kopf- und Halsbereich, z. B. sog. »Zungen-Schlund-Syndrom«, Blickkrämpfe).
2. Parkinson-Syndrom

(hypokinetisches Syndrom mit Hypo- oder Amimie und Einschränkung der allgemeinen motorischen Beweglichkeit sowie Erhöhung des Muskeltonus im Sinne eines Rigor und Tremor).
3. Akathisie
(oft als quälend erlebte Unruhe; Unmöglichkeit sitzen oder liegen zu bleiben).
4. Spätdyskinesien
(hyperkinetische Dauer-Syndrome, die erst nach längerer und hochdosierter neuroleptischer Therapie auftreten und dann oft nicht reversibel sind: choreatische Bewegungen im Bereich der Mund- und Gesichtsmukulatur, manchmal auch der distalen Muskelgruppen der Extremitäten).
1. + 2. Sind durch zusätzliche Verordnung von Antiparkinsonmitteln zu kompensieren,
keine »prophylaktische« Anwendung von Antiparkinsonmitteln!

Vegetative Nebenwirkungen der tricyclischen Neuroleptica:
vergleichbar denen der Antidepressiva (s. 3.9.) – zumeist nicht so ausgeprägt. Wirkung auf den Blutdruck allerdings oft stärker als bei den Antidepressiva.
bei tricyclischen Neuroleptica häufiger als bei
Medikamenten aus der Butyrophenon-Gruppe:
hypotone Blutdruckregulationsstörungen;
seltene schwere orthostatische Kollapse;
viele verschiedenartige, i. allg. jedoch seltene Nebenwirkungen (s. Benkert u. Hippius, 1979), z. B.
endokrine Nebenwirkungen (Galaktorrhoe, Gewichtszunahme),
bei tricyclischen Neuroleptica
– einzelne Krampfanfälle
– sehr seltene Agranulocytosen (Blutbildkontrollen!)
Bei langfristiger Anwendung kann es im Sinne **psychischer Nebenwirkungen** zu »pharmakogenen Depressionen« kommen.
● Bei langfristiger Anwendung der Neuroleptica mindestens 2 Kontrolluntersuchungen pro Jahr (einschl. Labor-Untersuchungen: Blutbild, Leber- und Nierenfunktionsprüfungen, EKG, EEG)

3.23. Halluzinatorisches Syndrom

Halluzinationen können **auf allen Sinnesgebieten** vorkommen.
Akustische Halluzinationen (insbesondere Stimmenhören) sind relativ am häufigsten im Rahmen eines **paranoid-halluzinatorischen Syndroms** bei Schizophrenien (s. 3.22.).

Bei *optischen Halluzinationen* ist hingegen differentialdiagnostisch in erster Linie an **organisch begründete Psychosen** zu denken.
Auch *taktile (haptische) Halluzinationen* sind sehr oft organisch bedingt. Daher sind dann neben den taktilen Halluzinationen oft auch psychoorganische Symptome nachweisbar (z. B. beim sog. Dermatozoenwahn aufgrund diffuser cerebraler Erkrankungen – etwa bei der Arteriosclerosis cerebri).
Isolierte halluzinatorische Syndrome (ohne wesentliche weitere psychopathologische Kontext-Symptome; sog. **Halluzinosen**) sind sehr oft Ausdruck einer körperlich begründeten Psychose
— deswegen: Halluzinosen bedürfen besonders sorgfältiger organischer Abklärung.
Aus der Akuität der Entstehung und Verlauf der halluzinatorischen Syndrome (akute oder chronische halluzinatorische Symptomatik) kann rückgeschlossen werden, ob eher nach akut oder chronisch einwirkenden Noxen gesucht werden muß.
Differentialdiagnostische und therapeutische Überlegungen s. 3.5. – Delir und 3.22. – paranoides Syndrom.

3.24. Dissoziales Syndrom

Unabhängig davon, ob Patienten auch noch anderweitig psychisch auffällig sind oder nicht, sollte immer registriert werden, ob es zu länger anhaltenden und die bisherige soziale Rolle des Patienten beeinträchtigenden Fehlverhaltensweisen kommt. Alle von der sozialen Norm und von den sozialen Verhaltenserwartungen deutlich abweichenden Verhaltensweisen sollten möglichst genau erfaßt werden. Auch wenn Patienten sonst psychisch noch völlig unauffällig erscheinen, kann dissoziales Verhalten erstes Hinweiszeichen auf die verschiedensten psychiatrischen Krankheitsbilder sein.
Wenn dissoziales Verhalten (z. B. Verwahrlosung) konstatiert wird, sind differentialdiagnostische Überlegungen wie hinsichtlich aller psychiatrischen Krankheiten erforderlich: z. B.
    neurotische Entwicklung?
    blander, sonst symptomarmer Verlauf einer schizophrenen Psychose?
    Frühsymptom eines organischen Hirnprozesses?
    Sucht? usw.
Therapeutische Überlegungen müssen immer von der dem sozialen Fehlverhalten zugrundeliegenden Grundkrankheit ausgehen. Die sich stellenden therapeutischen Aufgaben sind dann i. allg. nicht vom Arzt allein, sondern nur in Zusammenarbeit mit anderen (Psychologen der Erziehungsberatung, Pädagogen, Psychotherapeuten) zu bewältigen.

3.25. Süchtiges Verhalten

Wesentliche Aufgaben des in der Praxis tätigen Arztes auf dem Suchtgebiet sind folgende:
1. **Vermeidung von nicht streng indizierten Verschreibungen** von Medikamenten überhaupt, speziell von psychisch wirksamen Medikamenten
   – Arzt leistet sonst der Entstehung von Medikamentenmißbrauch und -sucht Vorschub!
2. Bei jedem Patienten im Rahmen der **Anamnese-Erhebung** genau nach Gewohnheiten im Umgang mit Medikamenten und nach Alkoholkonsum fragen.
3. Bei Verdacht auf süchtiges Verhalten
   (Alkoholismus, Medikamentensucht, Rauschmittelsucht)
   den Patienten so früh wie möglich motivieren, einen Psychiater oder eine Sucht-Beratungsstelle aufzusuchen bzw. sich in einer psychiatrischen Klinik oder anderen, speziell auf Suchtbehandlung ausgerichteten Institution aufnehmen zu lassen.
4. Vermeintlichen eigenen Erfolgen in der ambulanten Suchtkrankenbehandlung gegenüber immer skeptisch bleiben!
5. Für entzogene Medikamenten- und Rauschmittel-Süchtige und auch für »trockene« Alkoholiker kann die persönliche Bindung an einen »Hausarzt« – im Zusammenwirken mit anderen Faktoren (z. B. Familienangehörige, Anonyme Alkoholiker) – ein wichtiger Ansatzpunkt für die künftige Stabilität sein. **Jede medikamentöse Therapie vermeiden!**

3.26. Syndrome abweichenden Sexualverhaltens

In der Allgemeinpraxis wird sich der Arzt darauf beschränken müssen, Patienten mit gestörter Sexualität und daraus erwachsendem Leidensdruck an einen Psychotherapeuten oder Psychiater zu überweisen.

3.27. Suizidalität (Notfall!!!)

Bei **allen** psychisch auffälligen Patienten sollte sich der Untersucher Rechenschaft darüber ablegen, ob der Patient **suizidal sein könnte**
– Suizidalität kann auch bei nicht-depressiven Patienten bestehen z. B. abrupte, unerwartete Selbstmordhandlungen bei Schizophrenen,

Selbstmordhandlungen im Rausch,
Suizidalität bei sog. larvierter Depression (s. 3.28.).
Wenn Verdacht auf Suizidalität besteht:
– Gespräch (ohne Zeitdruck!!) über dieses Problem unerläßlich!
Suizidalität ist immer eine Notfall-Situation!
Oft geäußerte Ansicht, durch Gespräch über die Suizidalität würden viele Patienten überhaupt erst auf die Möglichkeit und die Perspektiven von Selbstmordhandlungen aufmerksam, ist **falsch!**
Im Gegenteil: Das ausführliche ärztliche Gespräch über seine Selbstmordprobleme wird vom Patienten fast immer als eine – allerdings zumeist nur vorübergehende – Entlastung empfunden.
Fragen zur Feststellung einer depressiven Verstimmung (s. 3.9.) ergänzen
durch Fragen nach allgemeinem Lebensüberdruß,
durch allgemeine Fragen nach der Zukunft.
Gezielte Dissimulation von Suizidalität ist eher selten – suizidale Patienten geben in der Situation des nicht unter Zeitdruck stehenden ärztlichen Gesprächs letztlich meistens bereitwillig Auskunft über bestehende Suizidalität.

Wenn der Untersucher zur Ansicht kommt, daß Suizidalität vorliegt, muß unmittelbar über das weitere Vorgehen entschieden werden:
Einweisung in psychiatrische Klinik?
(notfalls: gegen den Willen den Patienten – aufgrund eines Unterbringungs- bzw. Verwahrungsbeschlusses oder nach Errichtung einer Aufenthaltspflegschaft.)
Überweisung an Nervenarzt?
Fortführung der ambulanten Therapie durch Allgemeinarzt?
Diese besonders verantwortungsvolle Entscheidung kann nur getroffen werden, wenn der Arzt über ausreichende Informationen verfügt, die das **Ausmaß des Suizid-Risikos abschätzen** lassen:
Vorkommen von Suiziden und Suizidversuchen in der Familie, in der näheren
Umgebung (Suggestivwirkung; bei Blutsverwandten zugleich Hinweis auf evtl. bestehende endogene Depression)?
Frühere Suizidhandlungen?
Vage Selbstmordüberlegungen oder konkrete Pläne über Art und Durchführung des Selbstmords? Vorbereitungshandlungen? »Unheimliche Ruhe« nach gefaßtem Entschluß?!
Motive:
Leben soll enden
Autoaggressive (womöglich mit nach außen gerichteten aggressiven Impulsen durchmischte) Einstellung
Wunsch, von bedrückenden Sorgen und Problemen (»vorübergehend«!) entlastet zu sein
Buß-Motiv

Rache-Motiv
Verzweifelter Wunsch nach Hilfe (Appell-Motiv)
Bilanz über das gesamte Leben und die bestehende Situation
Wunsch nach Wiedervereinigung mit einem verlorenen (verstorbenen) Partner
Herbeiführen eines »Gottesurteils«

Umweltbeziehungen?
  Partner-Verlust?
  Verlust oder primäres Fehlen menschlicher Kontakte?
  Liebesenttäuschungen?
  Vereinsamung?
  Verlust der Arbeit, Fehlen eines Aufgabenkreises? Pensionierung?
  Finanzielle Sorgen?
  (Zerrüttete Familienverhältnisse in der Kindheit – »broken home«?)
  Derzeitige Lebenssituation?

Psychologische und biologische Krisen?
  Pubertät
  Jugendalter und Rollenfindung
  Klimakterium
  Höheres Lebensalter

Besondere Lebensumstände
  Vereinsamung
  Entwurzelung
  Klinikaufenthalt
  Unterbringung in einem Heim
  Haft

Religiöse Bindungen?
Verantwortung für andere Menschen?
Hinweise auf Krankheits-Faktoren?
  Beginn oder Abklingen depressiver Verstimmungen (speziell: endogener Depressionen)?
  Langdauernde Schlafstörungen?
  Unheilbare Krankheiten oder hypochondrischer Wahn (unheilbar krank zu sein)?
  Schuld- und Insuffizienzerleben im Rahmen psychiatrischer Krankheiten?
  Alkoholmißbrauch?
  Medikamentenmißbrauch?

Selbstmordhinweise immer ernst nehmen
– nie als »nur« hysterisch oder demonstrativ abtun.

Wenn man sich zum Verzicht auf Klinikeinweisung entschließt:
  Patient muß immer einen zuverlässigen Termin wissen, zu dem er den Arzt wieder sieht, mit ihm (zumindest telefonisch) sprechen kann.

Patient sollte außer zum Arzt immer noch zumindest zu einer anderen tragfähigen Bezugsperson in seiner näheren Umgebung Kontakt haben.
Bei ambulanter Behandlung von suicidalen Patienten
Möglichkeiten **medikamentöser Therapie** ausnützen
1. **Schlafstörungen beseitigen,** für Durchschlafen sorgen (Vermeidung des frühen Erwachens – womöglich mit morgendlichem Stimmungstief und dadurch noch verstärkter Suizidgefahr).
Ausreichende Dosierung von Schlafmitteln! Gegenüber traditionellen Schlafmitteln kann überlegen sein:
Verordnung stark dämpfender, schläfrig machender Antidepressiva und/oder Tranquilizer, z. B.
Amitriptylin (als Saroten retard 75 mg)
plus Lorazepam (Tavor 2,5 mg).
2. Auch **tagsüber dämpfende Psychopharmaka**
(evtl. auch i. m. injizieren) z. B.
Lävomepromazin (Neurocil) 25–100 mg/die oder
Amitriptylin (Laroxyl, Saroten, Tryptizol) 50–150 mg/die oder
Tranquilizer wie Lorazepam (Tavor) 1–5 mg/die.

3.28. Syndrom der gestörten körperlichen Befindlichkeit ohne gleichzeitige psychopathologische Auffälligkeiten

Mit diesem umständlich formulierten Syndrom-Begriff soll nur darauf aufmerksam gemacht werden, daß auch diese gerade in der Allgemeinpraxis sehr zahlreichen Patienten stets psychiatrisch-psychotherapeutische Fragestellungen aufgeben, die differentialdiagnostisch dieselbe Spannweite haben wie bei allen anderen psychopathologischen Syndromen. Auch bei diesen Patienten **ohne** psychopathologischen Auffälligkeiten reicht das differentialdiagnostische Spektrum vom **psychogenen Pol**
(z. B. Konversionsneurose? Organneurose? Psychosomatische Krankheit im engeren Sinn?)
über die Möglichkeit, daß es sich um das Erscheinungsbild endogener Psychosen handelt
(z. B. Coenästhetische Schizophrenie? Larvierte Depression?),
bis hin zu hypochondrischen Syndromen bei **körperlichen Grundprozessen**
(z. B. bei Hirnatrophien, bei diffusem cerebralen Gefäßprozeß).
Die bei diesen Krankheitsbildern bestehenden therapeutischen Möglichkeiten ergeben sich aus den von den Ursachen abhängenden Behandlungsprinzipien.

Literatur

Angst, J., Hippius, H.: Pharmakotherapie depressiver Syndrome. In: Melancholie in Forschung, Klinik und Behandlung (Schulte, W., Mende, W., Hrsg.), S. 188–200. Stuttgart: G. Thieme 1969

Arbeitsgemeinschaft für Methodik und Dokumentation in der Psychiatrie (AMP) (Hrsg.): Das AMP-System. Manual zur Dokumentation psychiatrischer Befunde. Zusammengestellt von C. Scharfetter, 2. Aufl. Berlin, Heidelberg, New York: Springer 1972

Benkert, O., Hippius, H.: Psychiatrische Pharmakotherapie. Ein Grundriß für Ärzte und Studenten, 3., neubearb. Aufl. Berlin, Heidelberg, New York: Springer 1979

Berner, P.: Psychiatrische Systematik. Unter Mitarbeit von K. Kryspin-Exner. Bern: Huber 1977

Degkwitz, R., Helmchen, H., Kockott, G., Mombour, W. (Hrsg.): Diagnosenschlüssel und Glossar psychiatrischer Krankheiten. Deutsche Ausgabe der internationalen Klassifikation der WHO: ICD, 8. Revision, und des internationalen Glossars, 4. Aufl. Berlin, Heidelberg, New York: Springer 1975

Kind, H.: Psychiatrische Untersuchung. Ein Leitfaden für Studierende und Ärzte in Praxis und Klinik. In: Heidelberger Taschenbücher, Bd. 130. 2. Aufl. Berlin, Heidelberg, New York: Springer 1979

Müller, C. (Hrsg.): Lexikon der Psychiatrie. Gesammelte Abhandlungen der gebräuchlichsten psychopathologischen Begriffe. Berlin, Heidelberg, New York: Springer 1973

Scharfetter, C.: Allgemeine Psychopathologie. Eine Einführung. Stuttgart: Thieme 1976

Schneider, K.: Klinische Psychopathologie, 5. Aufl. Stuttgart: Thieme 1959

Schulte, W., Tölle, R.: Psychiatrie, 4. Aufl. Berlin, Heidelberg, New York: Springer 1977

Sachregister

Geriatrie

Abdomen, akutes 15
Adams-Stokes-Anfall 52
Albumin 22
Alkohol 31, 34, 35
Altenhilfe 39
Altenpflege 39
Altenpflegeheime 37
Altenwohnheime 36
Altenwohnungen 36
Alter, biologisches 10
Alter, kalendarisches 10
Altersdiabetes 31
Altersgebrechen 14
Altersheilkunde 3, 5
Altersheime 36, 61
Altersherz 15, 27, 45
Alterskrebs 15
Alterslunge 53
Alterspolypathie 14, 23, 27
Altersrekorde 7
Altersschlaflosigkeit 29
Altersschwerhörigkeit 15
Alterung, Gesetze der 9
Alterungsprozeß 5
Alterungsschübe 9
Altgedächtnis 20, 58
Anämie 21
Anamneseerhebung 17
Angina pectoris 47, 48
Angstzustände 20, 61
Anpassungsfähigkeit 9
Antiarrhythmika 51, 52
Antibiogramm 55
Antibiotika 25
Antikoagulantien 25, 48
Aortensklerose 19
apoplektischer Insult 59, 60
Appendicitis 17
Arbeitsfähigkeit 17
Arrhythmien 17, 19, 47

Arteriolosklerose 46, 47
Arteriosklerose 15, 46, 47
Arthritis urica 20
Arthrose 15
Arzneimittelinteraktionen 26, 27
Arzneimittelnebenwirkungen 25
Arzneimitteltoleranz 23
Asthma 19
Asystolie 52
Atemstoß 53
Ausbildung, geriatrische 3
Autoimmunität 23
AV-Überleitungsstörungen 50, 51

Ballaststoffe, pflanzliche 30, 32
Bandscheibenverschmälerung 19
Bedürfnisse, medizinische 8
Beinödeme 19
Betarezeptorenblocker 47
Bettenbelegung 8
Bewegungsübungen 42
bifaszikulärer Block 51, 52
biochemisches Muster 28
biologisches Alter 10
Biomorphose 5
Biorheuse 15
Bioverfügbarkeit 23
Block, bifaszikulärer 51, 52
Blutdruckmessung 19
Blutkörperchensenkungsgeschwindigkeit 21
Bohnenkaffee 31, 34
Bouchard'sche Knoten 20
bradykarde Herzinsuffizienz 52
Bradykardie 52
Bradykardie-Tachykardie-Syndrom 51
Bronchialinfekt 55
Bronchialkrankheiten 52
Bronchialobstruktion 54
Bronchiektasen 19

Bronchitis 19
bronchitisches Syndrom 52, 54
Bronchodilatatoren 56
Bronchospasmolytika 56
Brustschmerzen 48
Bundessozialhilfegesetz 39, 40
Bypassoperation 13

Calcium 22
Calcium-Antagonisten 48
cardiovaskuläre Krankheiten 45
Cerebralsklerose 29, 51, 59, 60, 61
cerebrovaskuläre Insuffizienz 15
Chemotherapie 55
Coffein 14, 61
Colondivertikulose 21
Coronarsklerose 15
Cor pulmonale 55
Cor senile 45
Coxarthrose 20
Creatinin 22
Cyanose 19

Defizitmodelle 10
Dekubitus 39, 41, 42
Demand-Schrittmacher 51
Dementia senilis 15
Diabetes mellitus 15, 23, 27, 59
Diät 23
Diagnosenzahl 14
Digitalis 14, 47, 48, 50
Digitalisbehandlung 27, 60
Digitalisempfindlichkeit 50
Digitoxin 51
Divertikulose, Colon- 21
»drittes Leben« 7, 34
Drogeninteraktionen 26, 49
Dyspnoe 48, 50

Eisenmangel 21
Eiweißzufuhr 31
Elektrokardiogramm 19, 47
Elimination von Arzneimitteln 24
Embolie 16
Emphysem 15, 19
Entwicklung 5
Erbmasse 10
Ergotherapie 37, 38, 42
Ernährung 30, 34
Ernährungsprophylaxe 30
Ernährungstherapie 30
Erregungsbildungsstörungen 50

Erregungsleitungsstörungen 50
Erwerbsalter 34
Extrasystolen 50, 51

Fehlernährung 30
Fettsäuren, ungesättigte 31
Flüssigkeitszufuhr 31
Frischgedächtnis 58
Fürsorgestellen 39

Gänsslen'scher Handgriff 20
Gedächtnis 58
Gedächtnisschwäche 59
Gehirninvolution 57
Gehübungen 42, 43
Geisteszustand 18
Genesungszeit 10, 16
Geriatrie 3, 5
Geriatrika 28, 61
Gerohygiene 7, 12, 29, 34, 35
Gerontologie 5
Geropharmakologie 23
Geroprophylaktica 28
Geroprophylaxe 34
Geropsychiater 12
Gerotherapeutica 28, 29
Gerotherapie 26
Gicht 27
Glomerulumfiltrat 24
Glucocorticoide 56, 57
Glykosidmenge 50
Gonarthrose 20
Greisenperiode 5
Grundumsatz 30
gymnastische Übungen 35

Hämorrhoiden 20
Halbseitenlähmung 42
Halbwertzeit 27
Harninkontinenz 21
Harnretention 21
Harnsäure 22
Harnstoff 22
Hautfarbe 18
Hautturgor 18
Heberden'sche Knoten 20
Heilungsdauer 16
Heimgesetz 39
Herdpneumonie 21
Herzgeräusche 19
Herzinfarkt 16, 17, 47, 48, 49

Herzinsuffizienz 16, 19, 26, 46, 47, 49, 50, 51, 59, 61
Herzleistung 45, 60
Herzrhythmusstörungen 17, 19, 49, 50, 51
Herz- und Kreislaufaffektionen 14
Herzschrittmacher 51
Hilfsbedürftigkeit 59
Hirnblutung 60
Hirnembolie 59
Hirninfarkt 60, 61
hirnorganisches Psychosyndrom 58, 59, 61
Höchstalter 7
Horton'sche Arteriitis temporalis 20
Hundertjährige 11, 15, 22, 28, 29, 31, 50, 58
Hutchinson-Gilford-Syndrom 10
hyperaktiver Carotissinusreflex 52
Hyperalimentationssyndrom 30
Hypercholesterinämie 27
Hyperthyreose 19, 51
Hypertonie 27, 59
Hypokaliämie 23, 26, 50, 51
Hypoproteinämie 19, 50

»Idealgewicht« 30
Immunelektrophorese 21
Immunfunktion 23
Immunglobuline 23
Immunkomplexerkrankungen 23
Inkontinenz 21
Insuffizienz, cerebrovasculäre 15, 61
Insuffizienz, respiratorische 55
intellektuelle Fähigkeiten 18
Interaktionen, medikamentöse 49
intermittierende Therapie 27
Intrinsicasthma 56
Involution 15
Involution des Gehirns 57
Irrigoskopie 21
Ischämie, intermittierende cerebrale 60

»Jungbrunnen« 28

Kalendarisches Alter 10
Kalorienbedarf 30
Kalorienbilanzierung 30
kardiogener Schock 16
Körpergewicht 30
Körperhaltung 9
Kohlenhydrattoleranz 31

Kopffalltest 20
komitierende Affektionen 14
Konzentrationsschwäche 58
Koronarangiographie 48
Koronardilatatoren 48
koronare Herzkrankheit 47, 51
Koronarinsuffizienz 47
Koronarsklerose 46, 47, 50
Krankheitsanfälligkeit 8, 15
Krankheitsdauer 13
Krankheiten, »mitgenommene« 14
Krankheiten, primäre im Alter 14
Krankheitshäufigkeit 15
Krankheitskombinationen 14
Kreislauffunktionen 60
Kurzatmigkeit 19

Langlebigkeit 6, 7
Langzeittherapie 23, 25, 26, 27
Laxantien 26, 50
Lebensalter 9
Lebensbedingungen 10
Lebenserwartung 30
Lebenserwartung, mittlere 7
Lebenslauf, Phasen des 5, 7
Leibesübungen 35
Leidensdauer 16
Leistungsreserve 35
Leukämie 21
Leukozytose 21
Linksschenkelblock 51
Luftverschmutzung 54
Lungenemphysen 54
Lungenödem 49
Lungenstauung 19
Lungenstruktur, Altersumbau der 52
Lymphadenopathien 19

Medikamenteninteraktionen 49
medizinische Bedürfnisse 8
Mehrfachleiden 13
Merkfähigkeit 20, 58
Merkfähigkeitsstörungen 59
Mitralinsuffizienz 19
Morbus Paget 21
Morbus Parkinson 20
Mobilisationstherapie 38
Multimorbidität 12, 13, 14, 16, 23, 26

Nährstoffbedarf 32
Nierenfunktion 24
Niereninsuffizienz 26

Nikotin 34
Normalgewicht nach Broca 30
Nykturie 50

Obstipation 19, 32
Ödeme 50
Organfunktionsreserven 58
Organreserven 23
Organschmerz 17
Orthopnoe 50
Osteochondrose 20
Osteomalazie 23
Osteoporose 19, 20, 31

Paraproteinämie 21
Pensionierung 8, 58
Pensionsalter 7, 34
Perniziosa 21
Pflegebedürftigkeit 12, 35
Pflegeheime 37, 61
Pharmakodynamik 23
Pharmakokinetik 23
Pharmakotherapie 23
physikalische Maßnahmen 35
Physiotherapie 37
Plasma-Halbwertzeit 26
Pneumonie, s. Herdpneumonie 21
Polymyalgia rheumatica 20
Polypathie 12, 13, 23, 26, 33, 38, 46
Prävention 12
Procain-Therapie 61
Progerie 10
Prostatahypertrophie 15
Psychopharmaka 59
Psychopharmakologie 57
Psychosedativa 14
Psychosyndrom, hirnorganisches 58, 59, 61
pulmonale Hypertonie 55

Querfalte, abdominelle 19

Rauchen 11, 34, 54
Rechtsschenkelblock 51
Rehabilitation 12, 33 ff.
Rehabilitationsmaßnahmen 12, 42, 60
Rehabilitationsmöglichkeiten 18
Rehabilitationszentrum 38
Reifealter 5
Rekonvaleszenz 13, 15, 16
Rektoskopie 20
Residualvolumen 53

Resorption, intestinale 23
Retraktionsschwäche 53
Revitalisierung 28, 61
Rhizarthrose 20
Risikofaktoren 10, 27, 34, 59, 60
Roemheld'scher Symptomenkomplex 47
Rückbildungsphase 5

Säbelscheidentibia 21
Salzzufuhr 31
Schilddrüsenerkrankungen 23
Schlafrhythmus, Störungen des 20
Schlafstörungen 32, 61
Schlafverhalten 61
Schlaganfall 59
Schock 49
Schonkost 33
Schwerhörigkeit 17
Sehnenreflexe 20
Sekretolytika 56
Seniorenheime 36
Serum-Elektrophorese 21
Sick-Sinus-Syndrom 52
Soll-Gewicht 30
Sozialhilfe 39
Spezialkliniken, geriatrische 37, 38
Sterbehilfe, passive 37
Sterbekliniken 37
Sternalpunktion 21
Stoßtherapie 27
Strophanthin 14, 61
Sympathikomimetika 56
Syndrom des hyperaktiven Carotissinus 51
Syndrom des kranken Sinusknotens 51
Synkopen 48

Tagesheim 36
Tagessozialstationen 37
Tagesspitäler 37
Therapieschäden 25
Thoraxaufnahme 21
Tiffeneau-Test 53, 54
totaler Herzblock 51, 52
Trägerproteine 23
Tranquilizer 61

Überdosierungen 26
Überernährung, kalorische 30
Übergewicht 30, 32
Überlaufblase 21
Umwelteinflüsse 13

Unruhe, nächtliche 12, 20
Untergewicht 30
Untersuchung, körperliche 18
Untersuchung, laborchemische 21
Untersuchungsverfahren, invasive 18
Urinfarbe 21
Urogenitalsystem 21

Ventilationsstörung, obstruktive 54, 55
Ventrikelaneurysma 48
Verjüngung 28
Verjüngungsmittel 61
Verwirrtheitszustände 48, 58
Vielfachkrankheiten 13
Vigilanz 20
Vitalität 15, 17, 36, 62
Vitalitätsgrad 18, 57, 61
Vitalitätsgruppe 58
Vitalitätsknick 58

Vitaminmangelzustände 31
Vorbereitung auf das Alter 34
Vorbeugemaßnahmen 34
Vorhofflattern 51
Vorhofflimmern 51
Vorsorgeuntersuchungen 12, 27, 34
vulnerable Phase 51

Wachstum 5
Wachverhalten 61
WHO-Definition der Altersstufen 7
Widerstandskraft 15
Wiederherstellung 33
Wirbelsäulenarthrose 20
Wohnheime 36

Zigarrenrauchen 34
Zufriedenheitsindex 37
»zweites Leben« 7

Psychiatrie

Affektivität 74, 89
Affektlabilität 91
Agoraphobie 111
Akathisie 122
Alkoholismus 134
–, psychoorganisches Syndrom 97
–, Delir 98 ff.
–, paranoide Psychose bei – 129
–, Suizidalität 136
Amentielles Syndrom 76
Amnesie 77, 101
Anamnese (Vorgeschichte) 71
–, Krankheits-Anamnese 134
–, biographische Anamnese 82
Anankastisches Syndrom (Zwangs-Syndrom) 78, 112
Angst-Syndrom 78, 109 ff.
Antrieb 74, 89
–, Antriebsmangel 113
Auffassung 74
Aufmerksamkeit 74
Autistisches Syndrom 78, 115 ff.

Befindlichkeit
–, Störung der körperlichen – 82, 137 ff.
Befund 71
–, psychischer Befund 72, 74, 75
Bewußtseinsstörungen 76, 91, 94, 98 ff.
–, psychogene 95
–, Erregungszustand bei – 120 ff.

Computertomographie, Craniale (CT) 84
Cyklothymie 88 ff., 117

Dämmerattacken 96
Dämmerzustand 76, 91, 96
– Erregungszustand bei – 120 ff.
Delir 77, 91, 98 ff.
–, medikamentös 100, 123
–, Erregungszustand bei – 121
–, halluzinatorisches Syndrom bei – 133
Demenz 77, 100 ff.
Denkstörungen 88
– bei Depressionen 90
– bei Manien 90
Depersonalisations-Syndrom 79, 123 ff.

Depression, endogene 103 ff., 108 (s. auch Cyklothymie)
–, gehemmt-apathisches Syndrom bei – 113
–, anankastisches Syndrom bei – 112
–, stuporöses Syndrom bei – 114
–, Depersonalisations-Syndrom bei – 124
– larvierte 125, 137
– im Involutionsalter 126, 130
–, Suizidalität bei – 134 ff.
–, monopolare Depression 89
Depressives Syndrom 78, 103 ff.
–, pharmakogen 104, 114, 131 ff.
–, endogen 89, 103 ff., 108
–, Suizidalität bei – 135 ff.
Derealisation 79, 123
Desorientiertheit 97
Diagnose, nosologische 87
Diagnostischer Prozeß 71 ff., 73 ff., 81, 85 ff.
–, psychopathologische Symptome 73 ff.
–, psychopathologische Syndrome 75 ff.
–, mehrdimensionale Diagnostik 85 ff.
Differentialdiagnostik 94 ff.
Dissoziales Syndrom 79, 133 ff.
Dyskinesie 123, 131
–, Spätdyskinesie 132
Dysphorisches Syndrom 78, 109

Elektroencephalogramm (EEG) 84, 94, 95
Entfremdungsgefühle 79
Entwicklungen, neurotische 87
–, dissoziales Syndrom bei – 133
–, hypochondrische 125 ff.
Epilepsie
–, Dämmerzustände bei – 96
–, Wesensänderung bei – 102
–, Erregungszustand bei – 121
–, paranoide Psychose bei – 129
Erlebnisreaktion, abnorme 113
–, Erregungszustand bei – 122
–, Depersonalisations-Syndrom bei – 124
Erregungszustand 78, 118 ff.
–, Therapie von – 122 ff.
Extrapyramidalmotorische Nebenwirkungen der Neuroleptika 131

Gedächtnisstörungen 77, 91, 101 ff.
Gefäßkrankheiten, cerebrale 97, 113
Gehemmt-apathisches Syndrom 78, 113

Halluzinationen 89
Halluzinatorisches Syndrom 79, 127 ff., 132 ff.
Hirnatrophie 84, 85, 97, 117
Hirntrauma 94 ff.
Horrortrip 110
Hypochondrisches Syndrom 79, 125 ff.

Ich-Störungen 89
Intelligenz-Störungen 77, 91, 100 ff.
– -Prüfung 74, 101
Intoxikation 95, 96, 97
Involutionsdepression (s. endogene Depression)

Klaustrophobie 111
Konzentrationsfähigkeit 74
Korsakow-Syndrom 97, 102

Laboruntersuchungen 84
Liquor-Untersuchung 94
Lithium 106 ff., 118, 131
– -Intoxikation 108

Manie 90 (s. auch Cyklothymie)
–, monopolare Manie 89
Manisch-depressive Psychosen 88 ff., 117 (s. auch Cyklothymie)
Manisches Syndrom 78, 88 ff., 90, 116 ff. (s. auch Cyklothymie)
Mnestische Funktionen 74

Nebenwirkungen
– der Antidepressiva 106
– der Lithium-Therapie 107
– der Neuroleptika 123, 131 ff.
Neurasthenisches Syndrom 78, 115
Neuroleptika 112, 114, 130 ff.
– -Nebenwirkungen 123, 131 ff.
– -Dauertherapie 131
–, Depot-Neuroleptika 116
Neurosen 87 ff.
–, depressive 104
–, phobische 111
–, Zwangs-Syndrome bei – 112
–, gehemmt-apathisches Syndrom bei – 113
–, Depersonalisations-Syndrom bei – 124

Notfall bei Bewußtseinsstörung 94 ff.
– bei Dämmerzustand 96
– bei Delir 98 ff.
– bei Erregungszustand 118 ff.
– bei Rausch 95
– bei Suizidalität 119, 134 ff.
– bei Verwirrtheitszustand 76, 91, 96 ff.
»Notfallkoffer« 119 ff.

Oligophrenie 91 ff., 100
–, paranoides Syndrom bei – 129
Orientierung 74

Paranoides Syndrom 76, 79, 127 ff., 132 ff.
Paranoid-halluzinatorisches Syndrom 79
Parkinson-Syndrom 131
Persönlichkeiten, abnorme 87, 91 ff.
–, depressive 104
–, dysthyme 109
–, anankastische 112
–, explosible 122
–, hypochondrische 125
–, sensitive 129
Persönlichkeit, prämorbide 83
Perversionen 79
Phasen 89, 104
Phobisches Syndrom 78, 111
–, Herz-Angst-Syndrom 110
–, Krankheitsphobie 125
Pneumencephalogramm (PEG) 84
Psychogene psychische Störungen 87
Psychopathie 93
Psychopathologische Symptome 73
– Psychopathologische Syndrome 75
Psychosen
–, schizophrene 88 ff.
–, manisch-depressive 89 ff.
–, schizoaffektive 114, 117, 128 ff.
–, Erregungszustände bei – 121
–, symptomatische 90 ff., 104, 113, 117, 124, 126, 128, 133
–, endogene 88
Psychosyndrom
–, Unspezifität vom – 80
–, organisches 80, 91, 128
–, hirnlokales 80, 102
–, endokrines 80, 102, 128
–, körperlich begründbares 80, 90 ff., 102, 117, 128
–, Korsakow 97

145

Rausch 76, 91
–, Alkohol- 95
–, Drogen- 95
–, Erregungszustand bei – 120 ff.
–, komplizierter 76
–, pathologischer 76, 96
Reaktionen, abnorme 87
–, hypochondrische 125
–, Wahnstimmung bei – 127
–, paranoides Syndrom bei – 129
Reaktionstyp, akuter exogener 90 ff.

Schizophrenia simplex 89
Schizophrenie 88
–, Wesensänderung bei – 102
–, Zwangssymptome bei – 112
–, Stupor bei – 114
–, Manisches Syndrom bei – 117
–, Depersonalisations-Syndrom bei – 124
–, coenästhetische 126
–, paranoides Syndrom bei – 128
–, dissoziales Syndrom bei – 133
–, Wahnstimmung bei – 127
Schlafstörung bei endogener Depression 103 ff.
–, Therapie von – 137
Selbstmord(versuch) – s. Suizidalität
Sexualverhalten, abweichendes 79, 134 ff.
Stimmungslage 74
Stupor 78, 81, 114
Süchtiges Verhalten 79, 111, 134
–, autistisches Syndrom bei – 116
–, dissoziales Syndrom bei – 133
Suizidalität 80, 105, 119, 134 ff.
Symptome 1. Ranges 128
Syndrom-Diagnose 75 ff., 81
–, multifaktorielle 81, 85 ff., 92, 122, 137
Syndrome, psychopathologische 75 ff. (s. auch unter den jeweiligen psychopathologischen Begriffen)
–, hebephrenes Syndrom 81, 89
–, Katatones Syndrom 81, 89
–, Konversions-Syndrom 81
–, multifaktorielle Genese von – 81, 85 ff., 92, 122, 137
Synkope 94

Tagesschwankungen 90
Therapie (s. auch bei den jeweiligen Syndromen)
– -Plan 92 ff.
–, antidepressive 104 ff.
–, prophylaktische 107, 115, 118
–, neuroleptische 112, 130 ff.
– bei Erregungszustand 119 ff.
– bei manischem Syndrom 116
– bei süchtigem Verhalten 134
– bei Delir 98 ff.
Tranquilizer 110 ff.
Transsexualismus 79

Ultraschall-Echoencephalographie (UEG) 84, 94
Untersuchung, körperliche 84 ff., 94, 117, 128, 133
–, psychische 71, 74

Verlaufsmerkmale 81 ff.
– bei Depression 103 ff.
Verwirrtheitszustand 76, 91, 96 ff.
–, Erregungszustand bei – 121
Vitalstörungen 90

Wachbewußtsein 74
Wahn 89, 126 ff.
–, Wahnstimmung 79
–, hypochondrischer 90, 125, 136
– bei Depressionen 90
– bei Manien 90
Wahrnehmungen 74
Wesensänderung 77, 88, 101, 102 ff., 109
– gehemmt-apathisches Syndrom bei – 113
– Differentialdiagnose bei – 129

Zwangs-Syndrom 78, 112 (s. auch anankastisches Syndrom)

Taschenbücher Allgemeinmedizin

Herausgeber: N. Zöllner, S. Häussler, P. Brandlmeier, I. Korfmacher

Die Allgemeinpraxis
Organisationsstruktur – Gesundheitsdienste – Soziale Einrichtungen
Von P. Brandlmeier, R. Eberlein, H. J. Florian, U. Franz, F. Geiger, H. Haack, F. Härter, H. Pillau, M. Pilz, O. Scherbel, W. Segerer, H. Sopp
Bandherausgeber: P. Brandlmeier
1974. 31 Abbildungen, X, 134 Seiten
DM 19,–
ISBN 3-540-06700-0

Hausärztliche Versorgung
Bereitschafts- und Notdienste. Der kranke Mensch. Labordiagnostik
Von P. Brandlmeier, U. Franz, F. Geiger, H. Hege, I. Korfmacher, E. Kühn, I. Leitner, H. Pillau, R. Pohl, H. H. Schrömbgens, H. Sopp, W. Zander, W. Zierhut, B. Zönnchen
Bandherausgeber: P. Brandlmeier
1974. 22 Abbildungen. XVI, 139 Seiten
DM 19,–
ISBN 3-540-06999-2

R. Burkhardt
Hämatologie
1978. 8 Abbildungen. VIII, 138 Seiten.
DM 24,–
ISBN 3-540-08901-2

Gastroenterologie
Von P. H. Clodi, K. Ewe, F. H. Franken, G. Gohrband, C. Herfarth, J. Horn, K. Krentz
Bandherausgeber: P. H. Clodi
1976. 9 Abbildungen, 78 Tabellen.
XX, 203 Seiten. DM 29,80
ISBN 3-540-07820-7

Stoffwechsel-Ernährung-Endokrinium
Von H. J. Bauer, P.-U. Heuckenkamp, H. J. Karl, P. May, E. Standl, G. Wolfram, N. Zöllner
Bandherausgeber: N. Zöllner, G. Wolfram
1975. 11 Abbildungen, 100 Tabellen.
XII, 213 Seiten. DM 28,–
ISBN 3-540-07475-9

Kardiologie, Hypertonie
Von F. Anschütz, U. Gaissmaier, W. Hahn, D. Klaus, H. Lydtin, J. Schmidt, E. Zeh
Bandherausgeber: D. Klaus
2., neubearbeitete Auflage 1979. 42 Abbildungen, 11 Tabellen. XXV, 297 Seiten.
DM 29,50
ISBN 3-540-09236-6

H. Loew, P. Mellin, H. Olbing
Nephrologie-Urologie
Bandherausgeber: H. Losse
1975. 28 Abbildungen, 55 Tabellen.
XII, 170 Seiten, DM 28,–
ISBN 3-540-07337-X

In einem Band:

W. Leydhecker
Augenheilkunde
A. Kollmannsberger
Neurologie
1978. 56 Abbildungen, 6 Tabellen.
XII, 178 Seiten. DM 29,80
ISBN 3-540-08514-9

H.-G. Boenninghaus
Hals- Nasen- Ohrenheilkunde für den Allgemeinarzt
1976. 28 Abbildungen. XII, 103 Seiten.
DM 24,–
ISBN 3-540-07737-5

Infektions- und Tropenkrankheiten, Schutzimpfungen
Von H. Blaha, W. D. Germer, V. Hochstein-Mintzel, H. C. Huber, H. Stickl, G. T. Werner
Bandherausgeber: W. D. Germer, H. Stickl
1978. 29 Abbildungen, 11 Tabellen, 36 Nachschlagtafeln, XXI, 222 Seiten
DM 26,80
ISBN 3-540-08513-0

Preisänderungen vorbehalten

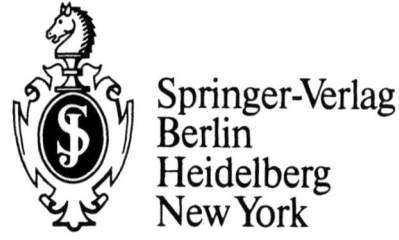

Springer-Verlag
Berlin
Heidelberg
New York

Geriatrie in der Praxis
Herausgeber: W. H. Hauss, W. Oberwittler
1975. 42 Abbildungen. XVI, 298 Seiten.
Gebunden DM 55,–
ISBN 3-540-07005-2

G. Haldemann
Kreislaufproblematik und Anaesthesie bei geriatrischen Patienten
1978. 24 Abbildungen, 3 Tabellen.
VIII, 55 Seiten (2 Seiten in Englisch)
(Anaestesiologie und Intensivmedizin, Band 112)
DM 28,–
ISBN 3-540-08785-0

Der alte Mensch in der Chirurgie
Vorträge und Podiumsgespräche, die anläßlich der 145. Tagung der Vereinigung Niederrheinisch-Westfälischer Chirurgen vom 5. bis 7. Oktober in Bochum gehalten wurden
Herausgeber: J. Rehn
1979. 85 Abbildungen, 157 Tabellen.
Etwa 240 Seiten.
DM 60,–
ISBN 3-540-09400-8

Aktuelle Neurologie und Psychiatrie
Herausgeber: J. Finke, R. Tölle
1978. 77 Abbildungen, 18 Tabellen.
XII, 314 Seiten. (Dem Gedenken an Walter Schulte (1910–1972) gewidmet)
DM 78,–
ISBN 3-540-08701-X

O. Benkert, H. Hippius
Psychiatrische Pharmakotherapie
Ein Grundriß für Ärzte und Studenten
2., neubearbeitete Auflage. 1976.
17 Abbildungen, 3 Tabellen.
XIII, 268 Seiten. (Kliniktaschenbücher)
DM 21,80
ISBN 3-540-07916-5

E. Bleuler
Lehrbuch der Psychiatrie
14. Auflage neubearbeitet von M. Bleuler
Unter Mitwirkung von: J. Angst, K. Ernst, R. Hess, W. Mende, H. Reisner, S. Scheidegger
1979. 141 Abbildungen. XXIII, 713 Seiten.
Gebunden DM 98,–
ISBN 3-540-09335-4

G. Huber, G. Gross, R. Schüttler
Schizophrenie
Verlaufs- und sozialpsychiatrische Langzeituntersuchungen an den 1945–1959 in Bonn hospitalisierten schizophrenen Kranken
1979. 2 Abbildungen, 112 Tabellen.
XIII, 399 Seiten.
(Monographien aus dem Gesamtgebiete der Psychiatrie, Band 21)
Gebunden DM 148,–
ISBN 3-540-09014-2

Preisänderungen vorbehalten

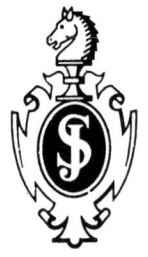

Springer-Verlag
Berlin
Heidelberg
New York

MIX
Papier aus verantwortungsvollen Quellen
Paper from responsible sources
FSC® C105338

If you have any concerns about our products,
you can contact us on
ProductSafety@springernature.com

In case Publisher is established outside the EU,
the EU authorized representative is:
**Springer Nature Customer Service Center GmbH
Europaplatz 3, 69115 Heidelberg, Germany**

Printed by Libri Plureos GmbH
in Hamburg, Germany